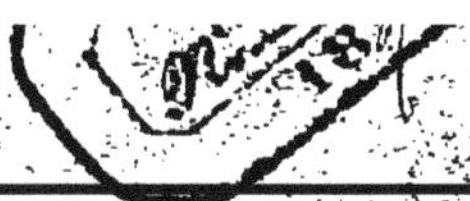

PUBLICATIONS DU *PROGRÈS MÉDICAL*

LEÇONS

SUR LES

LOCALISATIONS CÉRÉBRALES

PAR

DAVID FERRIER

Médecin du King's College Hospital et de l'Hôpital National pour les épileptiques et les paralysés de Londres.

TRADUITES PAR

ROBERT SOREL

Interne des Hôpitaux.

PARIS

BUREAUX DU PROGRÈS MÉDICAL
14, rue des Carmes.

LECROSNIER ET BABÉ
ÉDITEURS
Place de l'École-de-Médecine.

1891

LEÇONS

SUR LES

LOCALISATIONS CÉRÉBRALES

PUBLICATION DU *PROGRÈS MÉDICAL*

« THE CROONIAN LECTURES »

SUR LES

LOCALISATIONS CÉRÉBRALES

AVIS DE L'ÉDITEUR

Notre ami, le Dr FERRIER, dont le *Progrès médical* a été le premier à faire connaître en France les belles recherches sur la physiologie du cerveau, vient de publier une série de nouvelles leçons dans lesquelles il expose l'état actuel de la question des localisations cérébrales et le résultat de ses dernières recherches. Il a bien voulu nous accorder l'autorisation d'en publier la traduction ; nous l'en remercions, car nous sommes convaincus que ces leçons intéresseront tous nos lecteurs. Nous devons également adresser nos remerciements à l'éditeur de *The Lancet* qui a eu la gracieuseté de nous communiquer les clichés.

BOURNEVILLE.

PREMIÈRE LEÇON

INTRODUCTION

Monsieur le Président et Messieurs,

Tout en appréciant hautement l'honneur d'être nommé « Croonian lecturer » du collège des médecins, je dois avouer que j'ai accepté cette lourde tâche avec hésitation, car, quoique le sujet que j'ai choisi est un de ceux qui ont attiré depuis longtemps mon attention et que j'ai déjà eu l'honneur de le discuter devant vous comme « Goulstonian Lecturer » sous un de ses aspects « les localisations du cerveau, » j'ai pensé en considérant les nombreux travaux publiés dans ces dernières années sur ce sujet et les nombreux problèmes non encore résolus que soulève cette question, que la force et le temps me permettraient à peine d'exposer suffisamment la question, je ne me contenterai pas de répéter les idées que j'ai exposées sur ce sujet ailleurs et à différentes époques et qui sont bien connues de beaucoup d'entre vous; aussi il m'a semblé nécessaire par ces lectures d'entreprendre de nouvelles recherches pour jeter la lumière, si possible, sur certains points encore à l'étude. Mais pratiquement il a été difficile de faire en peu de mois, si bien remplis d'autre part, le travail qui seul aurait pu exiger une longue période, et je me trouve très loin de ce que j'espérais faire, quoique quelques résultats auxquels je suis arrivé peuvent contribuer, j'espère, à la solution de quelques-unes de ces questions controversées. Je me propose dans ces lectures d'esquisser l'évolution de la théorie des localisations cérébrales, d'indiquer les principales données sur lesquelles elle est basée, et de discuter, éclairé par les plus récentes recherches, le pour et le contre de l'existence de centres spéciaux et leur situation exacte sur l'écorce cérébrale.

Avant de considérer les faits ayant trait à la localisation spéciale des fonctions sur l'écorce cérébrale, je crois utile, même nécessaire, de considérer l'effet de l'ablation des hémisphères cérébraux dans les différentes classes d'animaux.

Une bonne interprétation de ces phénomènes comporte, je pense, une explication suffisante des principales objections qui ont été faites contre les localisations en général et en même temps rend inutiles certaines hypothèses sur la substitution fonctionnelle d'une partie de l'écorce à une autre, ce qui a été regardé, à juste titre, par les adversaires de la théorie comme détruisant d'un coup les principes fondamentaux de la localisation.

Les récentes recherches sur les effets de l'ablation des hémisphères cérébraux par des méthodes perfectionnées ont nécessité quelques modifications importantes dans les doctrines qui jusqu'à une époque toute récente avaient cours sur ce sujet.

Commençons par les poissons. Quand sur les poissons osseux on enlève entièrement les ganglions qui correspondent morphologiquement aux hémisphères cérébraux des vertébrés, il y a peu de choses, sinon rien, qui les distinguent des animaux normaux. Ils conservent leur attitude naturelle, se servent pour nager de leur queue et de leurs nageoires avec autant de force et de précision qu'avant. On dit généralement que les poissons sans cerveau ne possèdent aucune spontanéité mais semblent invités par des impulsions irrésistibles (dues aux impressions communiquées à la surface de leur corps par l'eau dans laquelle ils sont) à nager jusqu'à ce qu'ils soient épuisés par pure fatigue neuro-musculaire. Dans leur course cependant, comme l'a vu Vulpian, ils ne se précipitent pas en aveugles contre les obstacles, mais tournent à droite ou à gauche suivant les circonstances, comme possédant toujours quelque sens de la vision. Vulpian dit : « En effet, lorsqu'on a enlevé les lobes cérébraux sur un poisson, offrant de la résistance à ces sortes d'opérations, sur un gardon par exemple, non seulement on peut, lorsque l'animal est tranquille dans le bassin où on l'a remis, provoquer des mouvements de locomotion en approchant un corps de ses yeux ; mais encore j'ai constaté qu'il évite les obstacles et en plaçant un bâton à sa droite ou à sa gauche, à quelques centimètres de son œil correspondant, j'ai pu faire tourner le poisson en sens inverse, à bien des reprises[1]. »

Steiner[2] n'admet pas l'absence de spontanéité chez les poissons ainsi opérés, car il a vu que quelquefois ils restent au fond, d'autres fois ils se balancent à différentes hauteurs de l'eau, et de temps en temps nagent librement sans aucun changement visible dans les conditions qui les entourent. Il a aussi démontré, et en cela il a été confirmé par Vulpian, que non seulement ils voient, mais sont capables de trouver leur nourriture. Si on jette des vers dans l'eau dans laquelle ils nagent, aussitôt ils se précipitent dessus. Si on jette un morceau de ficelle semblable à un ver, ils peuvent découvrir la différence : ou ils ne le regardent pas ou ils le rejettent après l'avoir saisi. Non seulement ils prennent leur nourriture, mais ils distinguent entre les différentes sortes de nourriture, choisissant les unes, rejetant les autres; jusqu'à un certain point ils distinguent les couleurs, car lorsqu'on jette dans l'eau un pain à cacheter rouge et un blanc, invariablement le poisson choisit le rouge.

[1] *Système nerveux*, p. 669.

[2] *Comptes rendus*, t. CII et CIII, 1886.

De ces faits il résulte que les poissons sans hémisphères cérébraux peuvent voir, distinguer jusqu'à un certain point les couleurs, attrapper leur proie, choisir entre les différentes sortes de nourriture, diriger leurs mouvements avec précision, et en fait se conduire avec toute l'apparence d'un poisson normal. La seule différence observée par Steiner était que les poissons sans cerveau paraissaient plus impulsifs et moins prudents que ceux qui n'avaient pas été opérés[1].

Ce que je viens de dire ne s'applique cependant qu'aux poissons teleosseux. Les résultats sont tout différents dans les « Elasmobranches ». Ainsi le chien de mer, suivant Steiner[2], après cette opération, est entièrement dépourvu de spontanéité et est tout à fait incapable de trouver sa nourriture (sardines) dont il est entouré. La différence entre les deux ordres de poissons est cependant plus apparente que réelle, car le chien de mer est guidé principalement par l'odorat, tandis que l'activité des poissons osseux est guidée par la vision ; par suite, chez le chien de mer l'ablation des hémisphères cérébraux, qui sont presque exclusivement en relation avec le sens de l'odorat (*Fig.* 1, A), abolit toutes les réactions dues à ce sens; tandis que chez les poissons osseux le centre visuel principal (lobes optiques) étant intact, les modes habituels d'activité, régis principalement par les yeux, restent sans modifications apparentes.

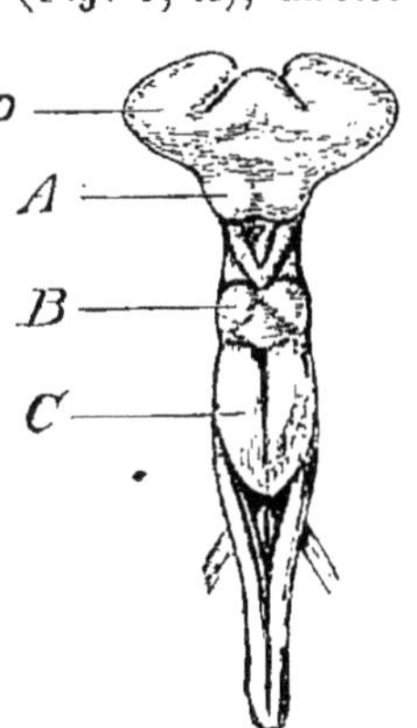

Fig. 1. — Cerveau du chien de mer, d'après Steiner.

A, Hémisphère central. — *B*, Lobe optique. — *C*, Cervelet. — *O*, Lobe olfactif.

Grenouilles. — Suivant les recherches surtout de Galtz[3] et Steiner[4], les grenouilles privées de leurs hémisphères cérébraux se conduisent, *cæteris paribus*, essentiellement comme les poissons semblablement opérés; elles gardent leur attitude normale et résistent à toutes les tentatives pour leur faire perdre l'équilibre. Placées sur le dos, elles se retournent et essaient de retrouver leur position habituelle. Si la base du plateau sur lequel elles sont est abaissée dans une direction, elles glisseront en avant ou en arrière jusqu'à ce qu'elles aient trouvé une position d'équilibre. Leur faculté de locomotion reste la même, et les membres sont coordonnés avec précision. Si on pince leur patte ou qu'on applique un

[1] *Die fonctionen des Centravensystème : Zweite Abteilung, die* ***Fische***, 1888.

[2] Steiner. *Op. cit.*

[3] *Fonctionem der Nervencentren des Frosches*, 1869.

[4] *Physiologie des Proschhirns*, 1885.

irritant sur la partie postérieure de leur corps, elles font un saut en avant; jetées à l'eau, elles nagent et continuent à nager jusqu'à ce qu'elles aient atteint le bord du vase sur lequel elles grimpent pour y rester tranquilles. En fait il serait difficile de distinguer par leurs mouvements et les réponses aux excitants les grenouilles normales des grenouilles opérées. Si on chatouille doucement leur dos, elles répondent par un coassement comme de plaisir et de contentement. Placée dans un vase rempli d'eau dont on élève graduellement la température, elle sautera en dehors aussitôt que la température devient trop chaude. Placée au fond d'un seau d'eau, elle montera à la surface pour respirer. Si le vase est renversé au-dessus d'une auge pneumatique et rempli d'eau soutenue par la pression barométrique, la grenouille montera d'abord au sommet et là ne trouvant pas l'air nécessaire à sa respiration, elle redescendra et enfin réussira à s'échapper en dehors du vase, sur la face libre de l'auge pneumatique. Comme le poisson, la grenouille sans cerveau possède une forme de vision; excitée, elle ne se précipite pas en aveugle contre les obstacles, mais saute par-dessus, ou tourne à droite ou à gauche, ou l'évite de quelque façon. Dans toutes ces circonstances, la grenouille sans cerveau agit comme une grenouille intacte; mais beaucoup d'observateurs ont signalé une différence digne de remarque : la grenouille sans cerveau, à moins d'excitation périphérique, reste toujours tranquille jusqu'à ce qu'elle se dessèche et se convertisse en momie. Toute spontanéité (c'est-à-dire une activité variable sous les mêmes causes apparentes extérieures) paraît annihilée. Son expérience passée est envolée; et elle regarde avec indifférence les signes et les menaces qui autrefois l'auraient mise en fuite. On dit aussi généralement que la grenouille a perdu son instinct de conservation, ou qu'elle ne sent pas la faim ou qu'elle a perdu la faculté de satisfaire ses besoins physiques au point qu'elle meurt au milieu de l'abondance. Cependant les expériences plus récentes de Schræder[1] paraissent démontrer que l'ablation des hémisphères ne prive la grenouille ni de sa spontanéité, ni de ses instincts spéciaux, ni de la faculté de se nourrir elle-même: car il a observé des grenouilles sans cerveau qu'il a gardées longtemps en vie, sautant spontanément d'un galvanomètre, libres de toutes tendances à la vibration, passant de la terre dans l'eau de l'aquarium, rampant sous les pierres, s'enterrant elles-mêmes au commencement de l'hiver, se mettant à nager quand on les met avec précaution dans l'eau, tout comme les grenouilles normales dans les mêmes conditions. Ces grenouilles, après l'hivernage, ou après la guérison de leur plaie en été, attrapent diligemment les mouches qui volent autour de leur

[1] *Physiologie des Froschgelions.* (*Pfluger's Archiv für Physiologie*, 1887.)

bocal. Il semble donc, si ces observations sont justes, que les principaux points de distinction entre la grenouille avec ou sans cerveau, c'est-à-dire l'absence de spontanéité et de la faculté de se nourrir, n'ont plus de valeur et que la grenouille sans cerveau se comporte précisément comme le poisson sans cerveau.

Oiseaux. — Voyons maintenant les effets de l'ablation des hémisphères cérébraux chez les oiseaux et spécialement chez les pigeons, la classe justement supérieure de vertébrés. Ces phénomènes sont familiers à tout le monde, depuis les classiques recherches de Flourens[1]; mais quoique la description qu'il en a donnée ait été acceptée dans son ensemble, il y a eu et il y a encore aujourd'hui des différences d'opinions sur les faits et surtout sur leur interprétation. Sans aucun doute, les pigeons opérés ne montrent aucun trouble ni de la station ni de la locomotion. Ils gardent leur attitude normale et résistent à toutes tentatives pour leur faire perdre l'équilibre. Abandonnés à eux-mêmes, ils paraissent, dans les premiers temps tout au moins, plongés dans un profond sommeil. On les réveille facilement par un petit coup ou en les pinçant. Ainsi excités, ils marchent devant eux, et s'ils arrivent à dépasser le bord de la table sur laquelle ils sont placés, ils frappent des ailes et retombent d'aplomb. Lancés en l'air, ils volent avec coordination et précision. Après chaque manifestation d'activité, ils reprennent leur repos. Parfois, et sans aucune excitation extérieure apparente, ils lèvent les yeux, bâillent, se secouent, arrangent leurs plumes avec leur bec, font quelques pas en avant et en arrière, principalement après la défécation, et puis retombent dans leur état de repos, se tenant tantôt sur une jambe, tantôt sur l'autre. Ils sont incapables de se nourrir eux-mêmes; mais nourris artificiellement, la déglutition, la digestion, la nutrition se font normalement et on peut garder l'animal indéfiniment.

Flourens pensait que l'ablation des hémisphères annihile tous les sens et rend les animaux aveugles, sourds, dénués d'odorat, de goût, de sensibilité tactile. Ces conclusions furent discutées par Magendie, Bouillaud, Cuvier et en particulier par Longet[2] et Vulpian[3]. Longet trouva que les animaux paraissaient voir assez pour suivre les mouvements d'une flamme tenue en face de leurs yeux à une distance suffisante pour ne pas provoquer de sensation de chaleur, et, qu'excités à marcher, ils évitaient les obstacles situés sur leur chemin. — Ils partaient aussi au bruit de sons éclatants comme celui d'un pistolet tiré près d'eux; et, d'après leurs mouvements et leurs gestes, ils paraissaient ressentir les impressions faites sur les nerfs de sensation commune. Quant aux

[1] *Système nerveux*, 1842.

[2] *Anatomie et physiologie du système nerveux*, 1842.

[3] Vulpian. *Op. cit.*

sens spéciaux du goût et de l'odorat, il trouva qu'on ne pouvait arriver à une conclusion définitive sur les animaux de cet ordre, et considérant les affirmations de Flourens comme non démontrées d'une façon convaincante, Longet pense que l'ablation des hémisphères enlève seulement la perception propre, les sensations brutes ayant leur centre dans les ganglions mésencéphaliques.

On a beaucoup discuté la question du sens de la vue chez les pigeons ainsi opérés pour savoir non pas si la simple impression à la lumière existe, mais si les animaux voient, c'est-à-dire sont capables de diriger leurs mouvements d'après leurs impressions rétiniennes. — Mackendrick[1] pense que l'ablation d'un seul hémisphère produit la cécité dans l'œil opposé, Gastrowitz[2], d'après ses propres expériences, arrive à la même conclusion (sur ce sujet, voir plus bas). Les expériences de Blaschko[3], sous la direction de Munk, ne conduisent pas à des conclusions bien fermes sur ce point, quoiqu'il semble découler que l'ablation d'un hémisphère ne produise pas la cécité complète de l'œil du côté opposé. Mais Munk[4] lui-même a fait sur ce sujet un nombre considérable d'expériences. Il a trouvé que sur un certain nombre de pigeons, auxquels il a enlevé les hémisphères cérébraux, la vision n'était pas entièrement abolie et que les animaux pouvaient éviter les obstacles placés sur leur passage. Des recherches minutieuses (autopsies) ont révélé que dans de pareils cas, les hémisphères n'avaient pas été entièrement détruits, la vision se continuant par l'œil dont l'hémisphère opposé n'avait pas été extirpé complètement. Cependant, dans des cas où on n'a pas pu trouver une seule trace des hémisphères, la cécité n'était pas complète ni absolue. Ces animaux, dans leur attitude et dans leurs réactions aux excitants périphériques, montraient les symptômes déjà décrits. La lumière la plus brillante cependant ne produisait pas d'autre phénomène que la contraction de la pupille. — Les animaux excités à marcher se précipitaient contre tous les obstacles qu'ils rencontraient sur leur route. Jetés en l'air, ils volaient la tête rétractée, le tronc à moitié levé, les jambes pendantes, heurtaient les obstacles ou tombaient comme une masse à terre, et glissaient à une assez grande distance avant de rester en repos.

Les phénomènes décrits par Munk indiquent une cécité complète des pigeons, il pense que tous ceux qui ont soutenu que l'ablation

[1] *Observations and experiments on the Corpora striata and cerebral Hemispheres of Pigeons.* Royal Society, Edimbourg, 1873.

[2] *Ueber die Bedeutung des Grosshirns.* (*Archiv für Psychiatrie* 1876.)

[3] *Das Sehcentrum bei Froschen.* Berlin, 1880.

[4] *Ueber die centalen Organe für das Sehen und das Horen bei den Werbal Thieren, Sitzungs berichte d. Berlin.* Academie der Wissenschaften, juillet 1883.

des hémisphères cérébraux n'entraîne pas une cécité complète sont dans l'erreur, car l'ablation alors n'a pas été complète.

Cependant Schræder[1] décrit les phénomènes observés chez deux pigeons dont il avait enlevé totalement les hémisphères cérébraux comme en fait foi l'autopsie de von Recklinghausen. — Il ne restait rien de l'écorce, mais seulement quelques restes des pédoncules cérébraux qui étaient ramollis. Peu de jours après l'opération, ces pigeons se comportaient d'une façon telle qu'on ne pouvait l'expliquer que par un reste de vision. Car non seulement ils évitaient les obstacles sur leur route dans leur vol, mais paraissaient capables de voler d'une place à une autre en toute sécurité. Ces vols étaient principalement, sinon entièrement, dus à leur changement de position, comme de les monter sur la base d'un support ou de les placer dans des balances. Jamais en aucune circonstance ils se sont envolés spontanément du sol.

Quant au sens de l'audition, Schræder a vérifié chez quelques-uns de ces animaux les observations de Longet, que les sons éclatants comme une explosion causaient un départ subit, mais qu'au delà il n'y avait aucun signe indiquant l'impressionnabilité aux excitants auditifs. Si les résultats de Schræder sont justes, et ces descriptions et celles de Recklinghausen ne laissent peu de place au doute, nous sommes obligés de classer les oiseaux avec les poissons et les grenouilles qui, sans aucun doute, conservent le sens de la vue et guident leurs mouvements malgré l'ablation complète des hémisphères cérébraux.

Mammifères. — L'ablation des hémisphères cérébraux (comprenant les corps striés) dans les vertébrés inférieurs est compatible pendant assez longtemps avec la vie; tout autre est le cas pour les mammifères. — Chez eux, l'opération produit un choc fatal ou est suivie de suites qui entraînent rapidement la mort. Pour cette raison on n'a pas pu déterminer, comme chez les vertébrés inférieurs, quelles fonctions, après une assez longue durée, possèdent les centres inférieurs séparés des centres supérieurs. — Les mammifères chez lesquels l'opération a le mieux réussi sont surtout d'un ordre inférieur, lapins, cobayes, rats. Quand on enlève les hémisphères à un lapin ou à un cobaye, l'animal, d'abord très abattu, commence, après un temps variable, une demi-heure ou plus, à se montrer capable d'exécuter des actions d'une complexité assez grande. — La puissance musculaire des membres a assez considérablement diminué, et cela davantage dans les membres antérieurs que dans les postérieurs. Néanmoins, il peut maintenir son équilibre; assis, les jambes tendent à s'étendre ou sont dans une situation anormale. Il résiste aux tentatives pour renverser son équilibre et si on y parvient, il reprend son attitude

[1] *Physiologie des Volgelgehirns.* (*Pfluger's Archiv*, Bd. 44.)

première. — Si on pince son pied ou sa queue, l'animal bondit en avant suivant son mode caractéristique de progression, mais il reprend sa position quand l'effet de l'excitant est épuisé. Il peut secouer ses oreilles, changer un peu de position, frotter son museau avec ses pattes, se gratter et reprendre ensuite une position de repos complet. Les pupilles se contractent lorsqu'on projette une lumière sur ses yeux, et il cligne des paupières quand on touche la conjonctive. Les bruits éclatants produisent un redressement des oreilles ou un départ subit. Suivant Longet, en plaçant de la coloquinte sur la langue, on produit des mouvents de la langue et des organes de mastication ressemblant parfaitement à ceux de la dégustation et des efforts pour se débarrasser du goût nauséeux. Lorsqu'on place de l'ammoniaque sous ses narines, l'animal retire brusquement la tête en arrière ou frotte ses narines avec ses pattes. — Non seulement il répond par des mouvements au pincement de ses pattes ou de sa queue, mais si l'excitation est plus forte, il pousse des cris répétés et prolongés de caractère plaintif. — Toute spontanéité semble abolie; mais habituellement ces animaux, la période de calme passée, font quelques courses d'apparence spontanées, mais en réalité causées par les modifications secondaires qui se passent du côté de la plaie.

La question de savoir si les lapins ou les autres rongeurs peuvent voir après l'ablation des hémisphères cerébraux a éte l'objet d'une controverse très vive entre Christiani et Munk[1]. Après l'ablation minutieuse des hémisphères cérébraux et des corps striés immédiatement au-devant des bandes optiques, Christiani constate que les lapins passent et repassent les obtacles tels que les pieds de chaises et de tables et est d'avis que, quoiqu'ils ne voient pas comme les lapins normaux, ils sont toujours capables de guider leurs mouvements suivant leurs impressions rétiniennes. D'un autre côté Munk nie l'exactitude des expériences de Christiani et dit que les lapins après l'ablation des hémisphères cérébraux sont complètement aveugles, et ne montrent aucun signe qu'ils sont influencés par la lumière, excepté la contraction ou la dilatation de la pupille. Il pense que c'est par hasard qu'ils évitent les obstacles ou qu'ils n'étaient pas situées sur leur chemin.

La question n'est pas une de celles que l'on peut dire définitivement résolue, quoique les faits relatifs aux poissons, aux grenouilles, aux oiseaux portent à croire que les résultats et les conclusions de Christiani ont une base solide. Sur ce point et sur d'autres relatifs aux facultés sensorielles et motrices des mammifères sans cerveau, il est difficile d'arriver à une conclusion satisfaisante, parce que contrairement aux vertébrés inférieurs ils meurent rapidement après l'opération. Cependant les centres des

[1] *Physiologie des Gehirns*, 1887.

animaux inférieurs n'ont pas le temps de se remettre du choc qui doit suivre nécessairement une rupture violente des centres inférieurs et supérieurs préalablement ou directement unis. Comme la cause de la mort, chez les mammifères, semble dépendre surtout des suites secondaires (inflammation ou autres) de l'opération et non du simple fait de l'ablation des hémisphères elle-même, il est à souhaiter qu'on découvre une méthode par aquelle les animaux puissent être conservés plus longtemps en vie que maintenant. Celui qui s'est le plus rapproché de cette condition est Goltz[1] qui a fait une série d'observations attentives sur des chiens pendant une longue période après une destruction très grande des deux hémisphères. — Quoique l'ablation ait été loin d'être complète dans aucun cas, cependant les phénomènes décrits par lui comportent leur enseignement pour la physiologie comparée du cerveau. Goltz lui-même a pris ces expériences pour base de sa polémique contre les localisations cérébrales, mais pour le moment, faisons abstraction de leur valeur à ce point de vue et envisageons les faits en eux-mêmes.

Goltz[2] dépeint ainsi un chien sur lequel, par de nombreuses opérations, il a enlevé une grande partie des deux hémisphères. La substance cérébrale détruite avec l'atrophie secondaire consécutive fut assez importante pour que tout le cerveau pesât 52 grammes au lieu de 360 grammes, poids normal du cerveau chez un animal de même taille. Ce chien a une figure sans expression. Abandonné à lui-même il rôdait sans repos, ne prêtant aucune attention à tout ce qui se passait autour de lui. Tous ses mouvements étaient maladroits, irréguliers; cependant il ne présentait pas de paralysie complète. Il glissait sur une surface unie et ses jambes avaient de la tendance à s'étendre sous lui, au point de tomber sur le ventre. Il se relevait lui-même et reprenait sa marche. Il avait une très grande difficulté à se nourrir lui-même, quoiqu'il trouvait lui-même sa nourriture quand on la plaçait au coin habituel de sa cage, cependant il paraissait ne pas pouvoir la trouver quand on la changeait de place et même quand on mettait sa nourriture sous son nez, il happait sans but aussi souvent en dehors que dans l'assiette.

Il était tout à fait incapable de se servir de ses pattes pour tenir et ronger un os. Il ne faisait pas attention aux étrangers, hommes ou animaux; il ne regimbait pas lorsqu'on plaçait une forte lumière devant ses yeux et ne montrait aucune crainte à aucune sorte de menaces. Quoiqu'il paraissait complètement aveugle, cependant des expériences nombreuses et variées ont montré qu'il était capable de guider ses mouvements par la vue. Il ne courait

[1] *Verrichtungen der Grooshirns.* (*Pfluger's Archiv*, 1876-1888.)

[2] *Op. cit.*, p. 134.

pas contre les obstacles comme il le faisait invariablement lorsque ses yeux étaient bouchés. Il n'était pas sourd, car il pouvait être réveillé par un bruit intense, mais les sons ne produisaient aucun autre effet sur lui. Il ne prenait garde ni à la fumée de tabac ni aux vapeurs de chloroforme, et il aurait mangé une pièce de bois comme un os. Il ne paraissait pas être influencé par le voisinage d'un autre chien. Il ne montrait aucune trace de colère quand un autre lui volait sa nourriture, de même il ne manifestait pas son plaisir en agitant sa queue. Sa sensibilité cutanée était partout diminuée, mais nulle part complètement abolie. Si on pinçait très fort sa patte, il la retirait brusquement et essayait de mordre en colère.

Les symptômes présentés par ce chien et un autre semblablement opéré étaient ainsi résumés par Goltz : « Les deux animaux étaient essentiellement des machines réflexes errant, mangeant, buvant. Tous deux étaient entièrement indifférents à l'homme et aux animaux. Tous deux avaient leurs sens obtus. Tous deux avaient conservé de la sensibilité cutanée et faisaient des mouvements avec tous leurs muscles. Ils ne montraient aucun signe de plaisir ; d'un autre côté ils étaient tous deux mis facilement en colère. Tous deux étaient profondément déments. »

L'altération de toutes les facultés sensorielles et motrices dans ces chiens opérés par Goltz, — chez lesquels il est certain qu'aucun des centres spéciaux n'était entièrement détruit, — aurait été sans aucun doute plus profonde que chez les lapins et les cobayes, s'il avait été possible d'extirper les hémisphères entièrement. Et quand nous considérons les effets de lésions cérébrales partielles chez l'homme, nous avons quelque raison de croire que si les hémisphères étaient entièrement enlevés, la chose fût-elle compatible avec la vie, il y aurait une paralysie si complète et si durable du mouvement et une altération de tous les sens qu'à peine il resterait une place pour ses réactions adaptées à un but, qui survivent à l'ablation des hémisphères cérébraux chez les animaux inférieurs.

Il paraît donc que, malgré l'extirpation des hémisphères cérébraux, les animaux proportionellement à leur infériorité dans l'échelle animale, en plus des fonctions organiques qu'ils conservent régulières, restent en possession de facultés variées que l'on peut classer sous les noms d'équilibre, de la coordination du mouvement d'expression émotionnelle, de réactions adaptées aux impressions reçues par leurs organes des sens. Ces facultés sont organisées dans les centres mésencéphaliques et spinaux au plus haut degré chez les poissons, les grenouilles et les pigeons, à un plus faible degré chez les mammifères inférieurs, au moins chez les singes et l'homme.

Je n'ai pas pour le moment l'intention de considérer les rôles respectifs des centres spinaux cérébelleux et mésencéphaliques dans la régularisation des différentes formes d'activité, nous pouvons; pratiquement quelquefois, théoriquement toujours, séparer la moelle et le mésencéphale en un amas de centres individuels, chacun avec ses nerfs afférents et efférents coordonnant des mouvements synergiques dans son département, coopérant tous ensemble avec harmonie au moyen de fibres commissurales. Les centres individuels s'unissent en un tout complexe, actionné par les nerfs des sens spéciaux et subordonné aux centres nerveux supérieurs par lesquels l'organisme s'adapte aux choses extérieures. Je ne discuterai pas non plus la question controversée de savoir si les actions des centres inférieurs sont sous la dépendance de l'intelligence. La plupart des différences sur ce point sont dues à la manière de comprendre le sens des mots. Si avec M. Romanes nous regardons l'adaption variable aux circonstances extérieures comme un critérium de l'intelligence, nous ne pourrons pas nier que les actions des centres inférieurs ne soient un indice d'intelligence dans ce sens. Car les expériences de Steiner, de Schrœder et d'autres auteurs, montrent que les formes d'activité qu'on a coutume de considérer chez l'homme comme d'ordre exclusivement cérébral, et conscients se trouvent chez ces animaux avec une absence complète des hémisphères cérébraux. Nous ne pouvons pas dire non plus que la spontanéité, que l'on considère habituellement comme une fonction des hémisphères cérébraux, fasse défaut entièrement chez les animaux sans cerveau; car nous les voyons, sans aucun changement apparent aux conditions extérieures, se mouvoir spontanément et ne pas se comporter autrement que les animaux normaux. Nous pouvons cependant dans beaucoup de cas, sinon dans tous, rapporter ses mouvements soi-disant spontanés aux impressions périphériques; chez les animaux normaux, quoique leur soi-disante spontanéité provienne principalement de la même source, les rapports sont plus éloignés et plus difficiles à tracer.

Ces faits et d'autres semblables nous amènent à cette conclusion que la différence n'est pas essentielle entre la simple action réflexe et l'acte le plus élevé de l'intelligence, passant par une graduation insensible de l'un à l'autre. — Ce n'est qu'une induction, car nous ne pouvons rien conclure définitivement sur les états de conscience chez d'autres que nous-mêmes et encore moins dans les cas d'animaux inférieurs à l'homme. Mais nous sommes autorisés à dire que l'activité des centres inférieurs n'intéresse pas la conscience de l'individu, car, quand une lésion de la capsule interne sépare les fibres sensitives de leur connexion avec l'écorce, l'individu n'a aucune conscience des impressions faites sur ses organes des sens, aussi pouvons-nous conclure que chez l'homme au moins les perceptions conscientes sont unies indissolublement à l'activité des hémisphères cérébraux.

Les résultats de l'ablation des hémisphères cérébraux ne prouvent rien ni pour ni contre la doctrine des localisations fonctionnelles, pas plus que les expériences de Goltz ne militent en quoi que ce soit contre l'existence des centres spéciaux ; car si après une extirpation bilatérale complète de ces centres, les fonctions qui subsistent ne dépassent pas celles capables de se manifester en l'absence complète des hémisphères cérébrux, il reste toujours la question de savoir si les lésions n'ont pas causé une perte ou une paralysie de quelque chose de plus élevé. On peut donner une ample démonstration qu'il en est ainsi, à laquelle n'ont pas contribué pour la moindre part les faits mêmes que Goltz a établis par des procédés si ingénieusement inventés. Ce n'est pas une explication des faits qui suivent l'ablation des hémisphères cérébraux que dire qu'ils sont dus à la perte de l'intelligence. C'est simplement relater les faits sous une forme plus métaphysique mais moins intelligible. Nous n'avons que faire cependant des termes métaphysiques quand nous étudions les effets des lésions de l'écorce cérébrale. Nous avons affaire à des entités matérielles en connexion avec les tractus sensitifs ou moteurs, et nous avons pour but, si possible, de déterminer quels sont les facteurs anatomiques et physiologiques en rapport avec les fonctions que nous réunissons sous le terme d'intelligence ; et rien *à priori* ne s'inscrit contre la notion des différents facteurs de l'intelligence ont leur substratum dans des régions définies précisément en rapport avec certaines fonctions motrices ou sensorielles. Flourens, le fait est bien connu, n'admet aucune espèce de localisation dans les hémisphères cérébraux. Il semble avoir été amené à cette conclusion moins par ses propres expériences, que par des conceptions *à priori* sur l'unité et l'indivisibilité de l'intelligence, et que par une réaction contre l'organologie de Gall et de ses imitateurs. Quant à Gall, laissez-moi en passant lui rendre cette justice qu'il a dans son analyse suivi strictement la méthode inductive et qu'il a fait plusieurs observations d'une valeur durable : cependant sa synthèse du cerveau, considéré comme un amas d'organes séparés, chacun autonome dans sa sphère et tous mystérieusement inhérents dans un substratum immatériel et unifiant, a failli se recommander au monde scientifique. Flourens résume ainsi ses conclusions :

« Ainsi, 1° on peut retrancher soit par devant, soit par derrière, soit par en haut, soit par côté, une portion assez étendue des lobes cérébraux, sans que leurs fonctions soient perdues. Une portion assez restreinte de ces lobes suffit donc à l'exercice de leurs fonctions ; 2° à mesure que leur retranchement s'opère, toutes les fonctions s'affaiblissent et s'éteignent graduellement ; et passé certaines limites, elles sont tout à fait éteintes. Les lobes cérébraux concourent donc par tout leur ensemble à l'exercice plein et entier de leurs fonctions; 3° enfin, dès qu'une perception est perdue, toutes le sont; dès qu'une faculté disparaît, toutes disparaissent. Il n'y a donc point de sièges divers ni pour les diverses facultés ni pour les diverses perceptions. La faculté de percevoir, de juger, de vouloir une chose, réside dans le même lieu que celle de percevoir, de juger, d'en vouloir une autre; et conséquemment cette faculté, essentiellement unie, réside essentiellement dans le même organe. »

Quoique les théories de Flourens aient rencontré une approbation générale, elles furent contestées au point de vue expérimental par quelques physiologistes et plus particulièrement par Bouillaud[1]. Les expériences de Bouillaud sur les pigeons, les lapins l'ont amené à conclure que la destruction des lobes antérieurs seulement produisait les symptômes d'une profonde démence. Quoique les animaux étaient capables de percevoir, de voir, d'entendre, de sentir, et d'exécuter un certain nombre de mouvements spontanés et instinctifs, ils ne pouvaient reconnaître leur situation par rapport aux objets qui les entouraient; ils ne pouvaient se nourrir eux-mêmes, et en général ils avaient perdu toute faculté de raisonner. Un animal, dit-il, chez lequel les lobes antérieurs avaient été détruits, quoique privé de l'exercice d'un nombre plus ou moins considérable d'actes intellectuels, continue à jouir de ses facultés sensorielles, preuve que la sensation et l'intelligence ne sont pas la même et unique fonction et qu'ils occupent des sièges différents. Les expériences de Bouillaud ont été, je pense, confirmées par mes propres expériences chez les singes, ainsi par celles de Goltz et Schræder sur les chiens et les pigeons. Bouillaud cependant considère que ses propres expériences n'ont fait que soulever la question de localisation, et on pensait généralement que, en ne considérant tout au moins que les données expérimentales, la doctrine des localisations, n'avait aucune base solide. Au point de vue clinique cependant, ils présentaient continuellement des faits qui semblaient inintelligibles en dehors de la théorie de la localisation ; et les observateurs cliniques, comme Bouillaud lui-même, Andral et d'autres suspendirent sagement leur jugement jusqu'à ce que de nouveaux faits fussent mis en lumière pour expliquer l'apparente différence irréconciliable entre la pathologie humaine et la physiologie expérimentale[2].

[1] *Op. cit.*, p. 99.

[2] *Rech. expérim. sur les fonctions du cerveau et celles de sa portion antérieure en particulier.* (*Journal de physiologie expérimentale*, 1830, t. X, p. 91.)

Bouillaud[1] a rassemblé certains faits cliniques qui semblent indiquer un rapport entre des lésions des lobes antérieurs et la perte de la parole, confirmant ainsi les théories de Gall sur le sujet. Dax (1836) établit la relation spéciale entre l'aphasie et l'hémiplégie droite et les lésions de l'hémiplégie gauche ; mais le rapport entre l'aphémie ou aphasie et la lésion d'une région plus particulièrement limitée de l'hémisphère gauche, c'est-à-dire la base de la troisième circonvolution frontale fut pour la première fois indiqué par Broca (1861). Les observations de Broca ont été depuis amplement confirmées par les recherches cliniques et pathologiques et expliquées par l'expérimentation physiologique. Ensuite un grand pas a été fait dans la théorie des localisations par Hughlinges Jackson (1861)[2] qui, par l'étude des formes de l'épilepsie qui portent justement son nom, a fourni de puissantes raisons pour croire que certaines circonvolutions voisines et fonctionnellement en rapport avec le corps strié ont une fonction motrice. L'irritation ou des « discharging lesions » de ces circonvolutions produisaient des convulsions localisées et généralement unilatérales du côté opposé du corps. Mais à cause de ce fait, vu la remarque faite par Hughlinges Jackson que la lésion due à une maladie est souvent grossière, mal définie, étendue, la détermination des fonctions du cerveau par la méthode anatomo-clinique a fait peu de progrès, parce qu'il n'y a probablement pas une uniformité constante entre le siège de la maladie et les symptômes observés. La difficulté de distinguer les effets directs ou indirects des lésions cérébrales a fourni à Brown-Séquard[3] des arguments en faveur de son idée particulière que tous les symptômes de maladie cérébrale sont dus à quelque influence dynamique exercée par la lésion sur des régions situées à distance (et probablement toujours en dehors des recherches), régions sur le compte desquelles on met la perte ou le trouble des fonctions.

Un coup d'œil sur la *figure* 37, empruntée à M. Exner[4], d'après l'examen d'un certain nombre de cas de lésions de l'hémisphère gauche vous montre la diversité extraordinaire du siège des lésions accompagnées par les mêmes symptômes. On verra par exemple que, quoique les lésions qui causent une affection du membre supérieur soient groupées principalement dans une même région, cependant il y a à peine un point de la convexité de l'hé-

[1] *Archives de médecine*, 1825.

[2] *Clinical and pathological Researches on the Nerven System.*

[3] *Pysiological pathology of the Brain* (*Lancet*, 1870, et *Archives de physiologie*, 1877-1890.)

[4] *Localisation der Functionen in der Grosshirnrinde des Menschen*, 1881.

misphère dont la lésion n'ait pas produit le même résultat. C'est sur ces données et d'autres semblables qu'Exner a fondé sa théorie des centres absolus et relatifs ; les centres absolus sont ceux dont la lésion produit, invariablement ; les centres relatifs ; ceux dont la

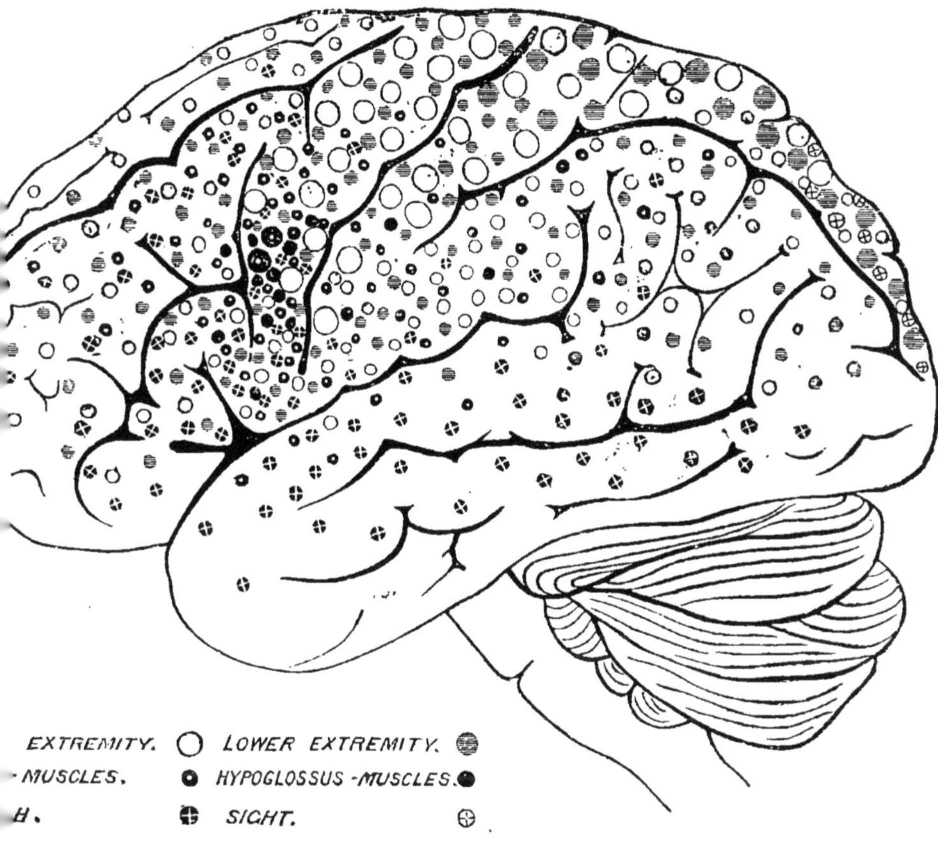

Fig. 2 (d'après la figure 25 d'Exner.)

La figure présente des cercles de même ordre, les uns plus larges, les autres plus petits. Les cercles les plus larges indiquent les centres absolus, les plus petits les centres relatifs. L'intensité des derniers est indiquée par l'état ombré des cercles.

lésion produit seulement fréquemment le même symptôme. Cette distinction me semble n'avoir aucune valeur. Même la fréquence n'est pas une base suffisante pour établir une relation causale. Car si les soi-disant centres relatifs peuvent avoir et ont été souvent détruits sans aucun trouble de la fonction avec laquelle ils sont supposés en relation, et si cette fonction peut être éteinte, leurs centres relatifs restant intacts, il est évident que c'est une simple coïncidence.

FERRIER.

La physiologie et la pathologie cérébrale ont été révolutionnées par la découverte faite en premier lieu par Fritsch et Hitzig en 1870 [1], que certains mouvements définis pouvaient être produits par l'application directe de l'électricité sur des régions définies de l'écorce cérébrale d'un chien. Comme maintenant ces expériences ont un intérêt historique, je reproduis la figure 38 et la description, mots pour mots, des faits qui, à cette époque, ont été établis.

« Le centre des muscles du cou (*fig.* 35, △) est situé sur la partie latérale de la circonvolution préfrontale au point où la surface de cette circonvolution descend brusquement. L'extrémité de la circonvolution postfrontale contient au voisinage de la terminaison latérale de la scissure frontale (*fig.* 38 +·) le centre pour les extenseurs et les abducteurs du membre antérieur. Un peu derrière et plus près de la scissure coronale (*fig.* 37 +) est le centre pour la flexion et la rotation du membre. Le centre pour le membre postérieur (*fig.* 37 ‡‡) se trouve aussi sur la circonvolution postfrontale, mais plus près de la ligne médiane que celui du membre antérieur et quelque peu plus en arrière. L'innervation du facial (*fig.* 38 °) provient de la partie mediane de la circonvolution suprasylvienne. Cette région a généralement une étendue de plus de cinq centimètres et s'étend en avant et en arrière au delà de la scissure de Sylvius. Nous devons ajouter que nous n'avons pas toujours réussi à obtenir l'action des muscles du cou en excitant le premier point mentionné. Nous avons obtenu assez souvent des contractions des muscles du dos, de la queue et de l'abdomen en excitant des points situés entre ceux marqués, mais nous n'avons pas pu déterminer un point circonscrit dont l'excitation produise leur contraction séparée. Nous avons trouvé que toute la convexité située en arrière du facial est excitable même avec des courants d'intensité disproportionnée. »

J'ai abordé moi-même l'étude de l'excitabilité électrique de l'écorce et de son interprétation en 1873 [2], plus particulièrement dans le but de vérifier par l'expérience les vues d'Hughlings Jackson sur la cause des convulsions épileptiformes unilatérales.

Tout en confirmant largement ces doctrines dans leurs points essentiels, mon attention fut attirée spécialement vers la question des localisations et je fus conduit à explorer minutieusement non seulement les hémisphères des chiens, mais aussi ceux des singes et de différents ordres de vertèbres. De semblables recherches ont été entreprises et publiées dans presque tous les pays et par des expérimentateurs trop nombreux pour les nommer, mais nulle

[1] Reichert U. *Du Bois Raymond' Archiv*, 1870 heft, 2.

[2] *Experimental Researches in cerebral Physiology and Pathology* (*West Riding Lunatic Asylum Reports*, t. III., 1873.)

part avec plus de soin et de détails[1] que par Beevor, Horsley, Schäfer[1] dans le nôtre. Les faits révélés par l'exploration électrique des hémisphères ont été et sont encore l'objet d'une considérable diversité d'opinions, et quelques-uns, comme Brown-Séquard[2], regardent ces faits comme n'ayant pas plus de valeur que les contorsions que l'on obtient en chatouillant la pointe des pieds. Cependant, on ne peut douter que ce sont de ces expériences et d'autres ultérieures, auxquelles elles ont montré la voie, qu'est née toute la doctrine moderne de la localisation cérébrale exacte.

Avant de discuter les différentes réactions spéciales et leur inter-

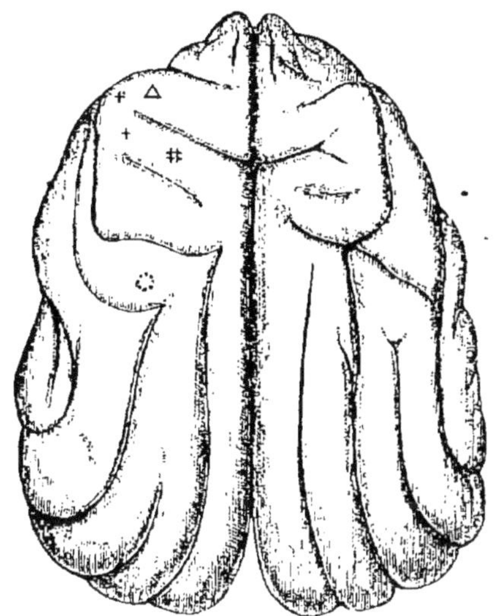

Fig. 3. — Centre du cerveau du chien, suivant Fritsch et Hitzig.

prétation fonctionnelle, je vais passer brièvement en revue les caractères et les conditions de l'excitabilité de l'écorce cérébrale.

A l'état normal, la substance grise de l'écorce est entièrement ou presque entièrement insensible aux excitants mécaniques Cependant Luciani dit que, quoique la convexité des hémisphères ne réagit pas à cette forme de stimulant, cependant il a pu produire des mouvements dans les membres opposés en irritant les parois du *crucial sulcus*. Couty[3] dit qu'il a trouvé les circonvolutions excitables mécaniquement après la ligature des artères cérébrales. Que nous acceptions ces résultats comme strictement exacts ou non, il est certain, comme l'ont montré Frank et Pitres[4], que

[1] *Phil. Trans.*, 1888.

[2] *Archives de physiologie*, janvier 1890.

[3] Comptes rendus, Marchs. 1879.

[7] *Archives de physiologie.* 1883.

lorsque l'écorce s'enflamme ou se congestionne par une lésion

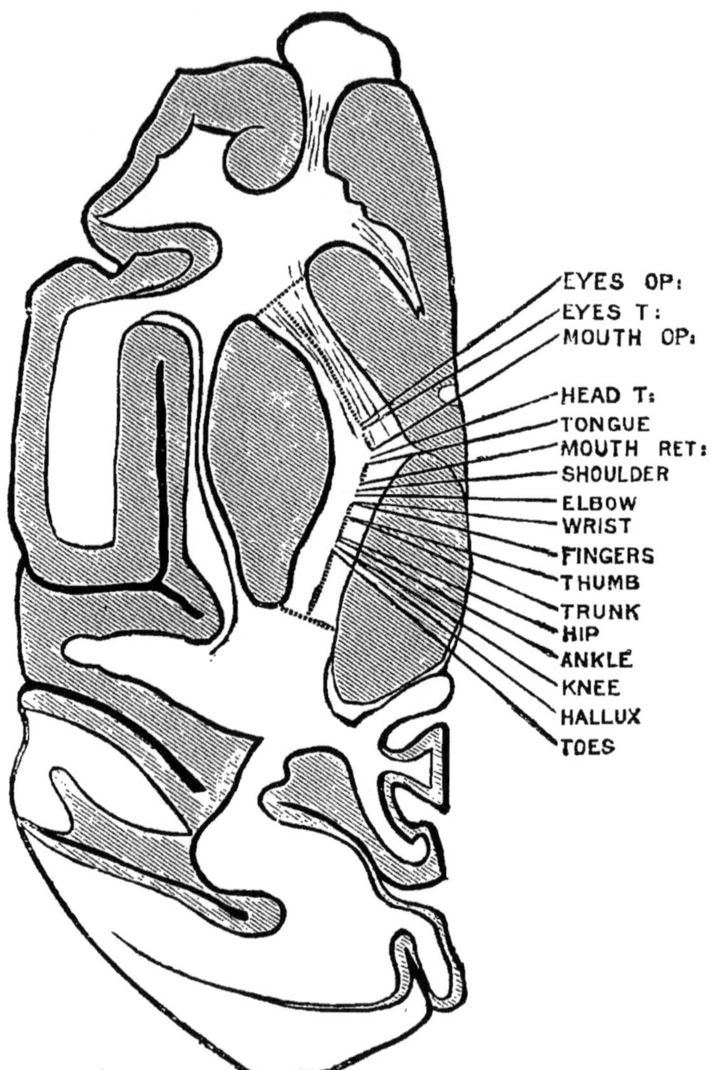

Fig. 4. — Disposition des fibres motrices de la capsule interne, d'après Beevor et Horsley.

Eyes, yeux. — *Mouth*, bouche. — *Head*, tête. — *Tongue*, langue. — *Shoulder*, épaule. — *Elbow*, coude. — *Wrist*, poignet. — *Fingers*, doigt. — *Thumb*, pouce. — *Trunk*, tronc. — *Hip*, hanche. — *Ankle*, cheville du pied. — *Knee*, genou. — *Hallux*, premier orteil. — *Toes*, orteils.

traumatique, elle devient excitable par les excitants mécaniques et peut répondre non seulement par des mouvements partiels des membres opposés, mais aussi par une attaque épileptique latérale.

C'est la démonstration expérimentale des « discharging lesions », décrites par Hughlings Jackson. Il a été aussi établi par quelques auteurs, Landois[1] par exemple, que l'écorce est chimiquement excitable : fait qui peut être dû à l'état inflammatoire des tissus produit par l'action chimique. L'excitant le plus certain est l'application des électrodes très rapprochées d'un courant galvanique ou faradique d'intensité moyenne. Fritsch et Hitzig, dans leurs recherches, ont employé le courant galvanique, mais d'autres expérimentateurs ont donné la préférence au courant faradique comme le plus capable de produire les réactions caractériques des centres corticaux. Quand un animal est suffisamment endormi pour abolir tous les mouvements spontanés, l'anesthésie ne doit pas être poussée trop loin, car toutes les réactions cesseraient, l'application des électrodes sur différentes régions produit des réactions motrices avec une telle constance, qu'on peut prévoir lorsque les limites d'une pareille région a été indiquée avec soin, le mouvement exact qui se produira chez les animaux de la même espèce. C'est un fait indiscutable qui a été démontré maintes fois par moi, Horsley et d'autres auteurs, et qu'on peut regarder comme une expérience classique.

Conty[2] est peut-être le seul physiologiste dont les résultats soient en contradiction avec la conclusion ci-dessus; mais comme ses expériences ont été faites chez des animaux non endormis, il est probable que l'irrégularité des effets de l'excitation était due aux mouvements spontanés de l'animal. Il peut se présenter quelques variations dues au manque de symétrie des circonvolutions ou plus encore, aux différences dans l'excitabilité de l'écorce. Ceci se rencontre surtout après une exploration répétée qui produit un mélange des effets par la diffusion du courant d'un centre dans ceux rendus hyperexcitables par des excitations préalables. La diffusion latérale du courant qui arrive toujours plus ou moins est le principal obstacle à la délimitation précise des centres de l'écorce par la méthode de l'excitation. Par suite les limites d'une région peuvent être indiquées différentes par les différents expérimentateurs; mais en tenant compte de ces différentes erreurs, on a pu arriver à un accord remarquable sur le lieu et l'étendue des zones respectives. — Dupuy[3] a regardé la diffusion extrapolaire du courant, qu'on peut démontrer dans le cerveau comme dans les autres tissus animaux, comme une insurmontable objection à la théorie qui veut que les résultats de l'application des électrodes sur l'écorce soient dus à l'écorce elle-même ; et on a essayé d'expliquer les résultats par la conductibilité du courant des centres

[1] Extrait dans *Neurolog. Centralblatt*, 1890, p. 145.

[2] *Le cerveau moteur* (*Archives de physiologie*, 1883.)

[3] *Examen de quelques points de la physiologie du cerveau*, 1873.

à la base du cerveau par les tractus. Mais on n'a donné aucune explication satisfaisante ni des différences manifestes des réactions qui suivent l'application des électrodes dans des régions si voisines l'une de l'autre, ni de l'absence totale des réactions quand les électrodes sont appliqués sur la couronne rayonnante de Reil qui est située plus près de la base du cerveau que les centres qui réagissent uniformément et immanquablement.

La principale objection à l'excitabilité directe de l'écorce est fondée sur ce fait que, même après l'ablation de l'écorce, on obtient de semblables réactions en plaçant les électrodes sur les fibres médullaires sous-jacentes. — Burdon-Sanderson [1] a le premier avancé ce fait, qui a été confirmé par tous les expérimentateurs suivants. Après l'ablation de l'écorce, les fibres médullaires cependant perdent leur excitabilité, comme les nerfs séparés des cônes antérieures de la moelle, au point qu'après quatre jours la plu forte excitation ne produit aucune réaction. Ce fait détruit com plètement l'hypothèse de la conductibilité vers la base du cerveau. On a établi que les cônes de fibres médullaires correspondant respectivement aux centres corticaux sont fonctionnellement différenciés comme les centres eux mêmes et, comme l'ont démontré Franck et Pitres[2] et récemment avec plus de détails Beevor et Horsley [3], maintiennent leur individualité et sont échelonnés dans un ordre défini et régulier dans la capsule interne.

Sur la *figure* 4, obligeamment prêtée par le Dr Beevor, sont marqués, sur la capsule interne, les points dont l'excitation minima, d'après leurs récentes recherches, produit les mouvements respectifs indiqués en marge. Mais il ne s'ensuit pas, parce que les fibres médullaires sont excitables, que les régions correspondantes corticales soient inexcitables et que le courant les traverse simplement. Et une comparaison des réactions respectives de l'écorce et des fibres médullaires indique des différences qui ne peuvent être expliquées que par la supposition que les centres corticaux sont eux-mêmes excitables. D'abord examinons l'excitabilité relative de la substance grise et des fibres médullaires. C'est le point sur lequel il y a des différences d'opinion, mais Putnam a trouvé les fibres médullaires moins excitables que celles de l'écorce [4]; ainsi, pour produire la réaction habituelle, on doit se servir d'un courant plus fort. Ce fait a été confirmé par Frank et Pitres qui ont, de plus, démontré qu'on ne pouvait pas mettre la diminution de l'excitabilité sur le compte du shock ou de l'hémor-

[1] *Proceding Royal Society*, juin 1873.

[2] Comptes rendus de la Société de Biologie, 1877.

[3] *Procedings of Royal Society*, n° 286, 1890.

[4] *Pflüger Archiv of Physiologie*, 1881.

rhagie, puisque la substance grise environnante réagit comme avant. De plus, ils ont donné les raisons qui portent à croire que les effets contraires observés par Richet[1] et Bubnoff et Heidenhain[2] sont dus à l'action sur l'écorce du chloral et de la morphine, dont ils se sont servis pour leurs expériences. Ces agents sans doute paralysent l'excitabilité de la substance grise. Fritsch et Hitzig ont noté dans leurs expériences que l'excitation était plus grande à la fermeture anodale qu'à la fermeture cathodale, fait dont on conclut que la cathode virtuelle produit une excitation réelle sur les couches profondes de l'écorce ou sur la terminaison des fibres médullaires. — Gerber[3] a montré qu'il n'en était pas toujours ainsi. Gerber trouve que, quand l'écorce est normale, la cathode est plus effective, et que, après les changements produits par une longue exposition de la substance grise, l'anode prédomine. Ces expériences indiqueraient donc que pour le cerveau en l'état normal les lois de l'excitabilité galvanique sont les mêmes que pour les nerfs.

Une autre différence entre la réaction de l'écorce et des fibres médullaires sous-jacentes, indiquée pour la première fois par Frank et Pitres, est dans la perte de temps entre l'application de l'excitant et la contraction musculaire qui est plus grande pour l'écorce. Cet intervalle, déduction faite du temps nécessaire à la transmission de l'impulsion à travers la moelle et les nerf moteurs, est pour l'écorce de 45 secondes. Après l'ablation de l'écorce et l'application des électrodes sur les fibres médullaires, la période de retard descend à 30 secondes, environ un tiers en moins, et le chiffre qu'en donnent Babnoff et Heidenhain est beaucoup plus élevé.

Ce chiffre signifie que la substance grise de l'écorce ne se comporte pas comme une couche inerte qui transmet simplement le courant électrique aux fibres médullaires, mais, comme les autres centres nerveux, qui emmagasine et transforme les excitations en une force propre.

Il y a aussi une différence caractéristique entre les courbes musculaires enregistrées après l'excitation corticale et après l'excitation médullaire. Dans ce dernier cas, la courbe s'élève brusquement et dure peu; dans le premier cas, elle s'élève graduellement, est plus prolongée, et présente souvent un tétanos secondaire qui est tout à fait particulier à l'écorce et qui ne se rencontre jamais après l'excitation des fibres médullaires seules. Après une excitation répétée ou la succession de plusieurs exci-

[1] *Sur la circonvolution cérébrale*, 1879.

[2] *Boston med and Surgical Journal*, 1874.

[3] *Beiträge zur Lehre von der electrischen Reizung des Grosohirns* (*Pfluger's Archiv f. Physiologie*, 1889).

tants, chacun insuffisant pour produire une réaction, l'écorce peut répondre par des spasmes toniques, puis cloniques du véritable type épileptique. Ces convulsions tendent à s'étendre et se généralisent dans l'ordre décrit originairement par Hughlings Jackson. Elles ne se produisent jamais après l'excitation des fibres médullaires seules sans l'intervention de la substance grise de l'écorce d'un côté ou de l'autre, et on ne peut les obtenir si les centres corticaux sont entièrement détruits des deux côtés. La durée des effets de l'excitation des fibres médullaires est strictement proportionnelle à celle de l'excitation. Nous verrons plus loin que les effets de la destruction localisée de l'écorce sont la contre-partie de ceux de l'irritation, et de là nous pouvons conclure qu'il y a la même différenciation fonctionnelle dans l'écorce que dans les fibres médullaires, même si on ne considère les faits que je viens de mentionner comme démontrant par eux-mêmes entièrement cette proposition.

LEÇON II

MONSIEUR LE PRÉSIDENT,
MESSIEURS,

Je vais maintenant attirer votre attention sur les phénomènes produits par l'excitation électrique du cerveau des singes et plus spécialement observés dans mes propres expériences et dans

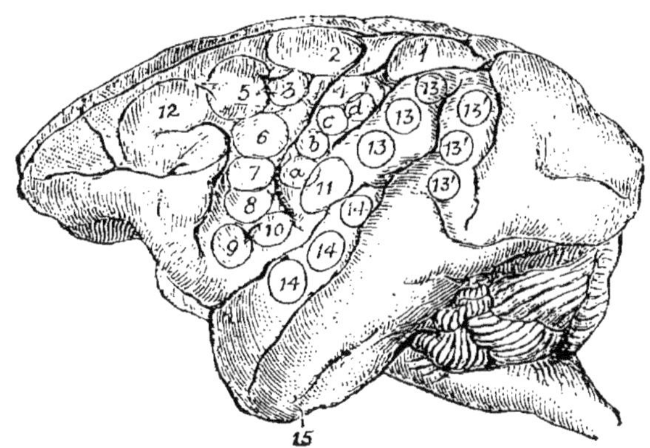

Fig. 5. — Hémisphère gauche du singe.

1, Le membre postérieur est avancé comme dans la marche. — 2, flexion avec rotation en dehors de la cuisse, rotation en dedans de la hanche, flexion des orteils. — 3, la queue. — 4, le bras opposé est dans l'adduction étendu et rétracté, la main en pronation. — 5, extension en avant du bras opposé. — *a, b, c, d*, mouvement des doigts et du poignet. — 6, flexion et supination de l'avant-bras. — 7, rétraction et élévation de l'angle de la bouche. — 8, élévation de l'aile du nez et de la lèvre supérieure. — 9 et 10, ouverture de la bouche, avec protrusion (9) et rétraction (10) de la langue. — 11, rétraction de l'angle de la bouche. — 12, les yeux ouverts largement, les pupilles dilatées, la tête et les yeux tournés du côté opposé. — 13, 13', les yeux dirigés du côté opposé. — 14, Picotement de l'oreille opposée, tête et yeux tournés du côté opposé, pupilles largement dilatées.

celles de Horsley, Schafer et Beevor; qui ont abouti aux mêmes conclusions, mais qui ont été faites avec plus de soins et de détails [1].

[1] Horsley et Schæfer, *Phil. Trans.* Bd. XX, 1888 — Beevor et Horsley, *Phil. Trans.* Bd., 1890.

En commençant par la partie antérieure, nous trouvons que ce qu'on appelle généralement le lobe préfontal (tout ce qui est en avant d'une ligne tirée à angles droits de l'extrémité antérieure du sillon précentral) ne répond pas ou d'une façon très douteuse à l'excitation électrique.

Entre cette ligne et celle du sillon précentral, continuée jusqu'à la scissure longitudinale, se trouve une région ou un centre (1, 2, *fig.* 5 ; *fig.* 6 et 7, tête) dont l'excitation produit l'ouverture des yeux, la dilatation de la pupille, et des mouvements de la tête et des yeux du côté opposé.

Ce centre a été différencié plus complètement par Beevor et Horsley, suivant les mouvements primaires qui résultent des excitations minima des points indiqués dans leur diagramme (*fig.* 8).

La région correspondante sur le cerveau du chien se trouve au numéro 12 (*fig.* 9. On ne trouve pas un centre ainsi différencié chez le chat (*fig.* 10), ni chez le lapin (*fig.* 11).

A l'extrémité supérieure des circonvolutions centrales (frontale et pariétale ascendante) et lobule postero pariétal (1, 2, *fig.* 5 ; *fig.* 6 et 7), et s'étendant au delà de la marge de l'hémisphère dans la partie postérieure de la circonvolution marginale ou du lobule paracentral, se trouve une région dont l'excitation produit des mouvements de l'extrémité inférieure. Les mouvements varient suivant la position des électrodes dans le centre. Derrière la scissure de Rolando, les mouvements sont principalement ou exclusivement dans les pieds et les orteils. En avant de la scissure de Rolando, ils sont combinés avec la flexion de la jambe et de la cuisse. Avec des excitations minima, on peut encore différencier davantage les mouvements (*fig.* 8) et en particulier, on peut produire des mouvements du gros orteil seul par une excitation de l'extrémité supérieure de la scissure de Rolando. Le centre correspondant chez le chien, le chat et le lapin est indiqué par I, *figures* 9, 10, 11.

Au-dessous du centre de la jambe, et en partie au-devant de lui, occupant le tiers moyen ou plutôt les deux quarts des circonvolutions centrales, se trouve une région dont l'excitation produit les mouvements du membre supérieur (3, 4, 5, 6, *a*, *b*, *c*. *d*, *fig.* 5, et arm. *fig.* 6). Dans ce centre, il est possible de différencier plus ou moins complètement les mouvements du bras (flexion et extension), les mouvements de l'avant-bras (flexion, supination, etc.). ceux du poignet, des doigts, du pouce.

Les mouvements « proximaux » sont représentés dans la partie, supérieure de la région, les mouvements « distants », c'est-à-dire ceux de l'extrémité du membre, doigts et pouces, dans la partie inférieure.

Une excitation minima à l'extrémité inférieure du sillon intrapariétal peut mettre individuellement en mouvement le pouce (*fig.* 8). La région correspondante du cerveau du chien est celle indiquée par les numéros 4 et 5 situés sur la division post-cruciale du gyrus sigmoïde (*fig.* 9), et par les mêmes nombres sur le cerveau du chat (*fig.* 10) et en a situé sur l'extrémité antérieure de la seconde circonvolution interne.

L'excitation de ce dernier point produit la sortie des griffes, ctioan comparable aux mouvements du poignet et des doigts par

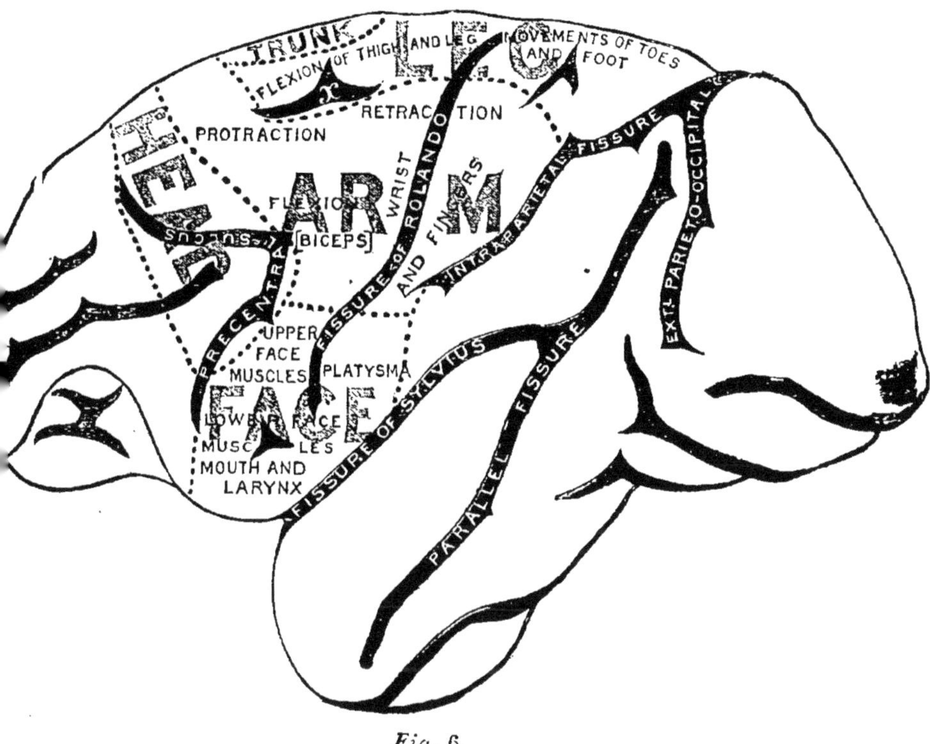

Fig. 6.

Arm bras ; — *Head*, tête ; — *Leg*, jambe ; — *Mouth*, bouche ; *Foot*, pied ; — *Toes*, orteils ; — *Thigh*, cuisse ; — *Trunk*, tronc ; — *Upper*, supérieur ; — *Lower*, inférieur ; — *Wrist*, poignet.

l'excitation de la partie inférieure de la circonvolution pariétale ascendante chez le singe. La région correspondante chez le lapin est indiquée par les mêmes nombres (4, 5, *fig.* 11).

Au-dessous du centre du bras, et occupant le tiers inférieur des circonvolutions centrales, se trouve une région dont l'excitation produit des mouvements de la face, de la bouche, de la langue. Dans la partie supérieure de cette région, on peut différencier des centres pour les muscles faciaux supérieurs (7, 8, *fig.* 5) en avant, et pour les inférieurs, en arrière du sillon de Rolando (*fig.* 11). La région correspondante dans le cerveau du chien, relativement plus large que chez le singe est indiquée par les numéros 7, 8, *fig.* 9, par les mêmes numéros chez le chat (*fig.* 10) chez le lapin (*fig.* 11). L'excitation de la partie inférieure a produit des mouvements de la bouche et de la langue, la propulsion de la langue étant généralement produite par l'excitation de la partie antérieure (9, *fig.* 5) et la réaction, par l'excitation de la partie postérieure (10, *fig.* 5).

Semon et Horsley[1] ont démontré de plus que l'excitation de l'extrémité inférieure de la frontale ascencendante produit la fermeture des cordes vocales (glotte phonatoire).

Ce phénomène a d'abord été démontré chez le chien par l'excitation de la région présigmoïde, d'une façon visuelle par Krause[2]; cependant, j'ai donné il y a plusieurs années déjà[3], une démonstration (par l'ouïe) du même fait, montrant que l'excitation dans ce voisinage cause assez souvent l'aboiement et des effets semblables par l'excitation de la région homologue chez le chat (miaulement). J'ai aussi montré que les mouvements produits par l'excitation de cette région étaient distinctement bilatéraux, ce que Krause, Semon, et Horsley, ont retrouvé être vrai dans les mouvements des cordes vocales.

Les centres pour la tête et les yeux, le bras et la jambe, s'étendent au delà de la marge de l'hémisphère dans la circonvolution marginale. J'avais noté ce fait jusqu'à un certain point dans mes premières expériences, mais une exploration plus méthodique de cette région a été faite pour la première fois par Horsley et Schæfer[4].

L'excitation de cette circonvolution d'avant en arrière (voir *fig.* 7), produit des mouvements du dos, de la queue, du pelvis; en arrière, l'extension de la hanche, la flexion de la jambe et enfin, les mouvements du pied et des orteils. Ces mouvements ne sont pas cependant toujours bien différenciés ; ils peuvent se changer les uns en les autres et sont souvent compliqués de mouvements secondaires des différents segments du membre.

L'excitation du gyrus angulaire, pli courbe (13', 13, *fig.* 5), produit des mouvements du globe des yeux, et parfois de la tête vers le côté opposé, généralement combiné avec une direction en haut ou en bas, suivant que les électrodes sont sur la partie antérieure ou postérieure de ce pli. L'état des pupilles n'est pas constant ; parfois, elles sont contractées.

La région correspondante dans le cerveau du chien est indi-

[1] *On the central motor innervation of the larynx*, *Brit. med. journal*, 21 décembre 1889.

[2] *Pflüger's Archiv.*, 1883.

[3] *West Riding Asylum Reports*, 1873.

[4] *Phil. Trans.*, vol. 179, 1888.

quée par 13 (*fig.* 9) sur la deuxième circonvolution externe et la région homologue chez le chat (*fig.* 10) et chez le lapin (*fig.* 11), sont indiquées par les mêmes chiffres.

Dans mes premières expériences, l'excitation du lobe occipital ne m'a donné aucun résultat. Mais Luciani et Tamburini[1] ont

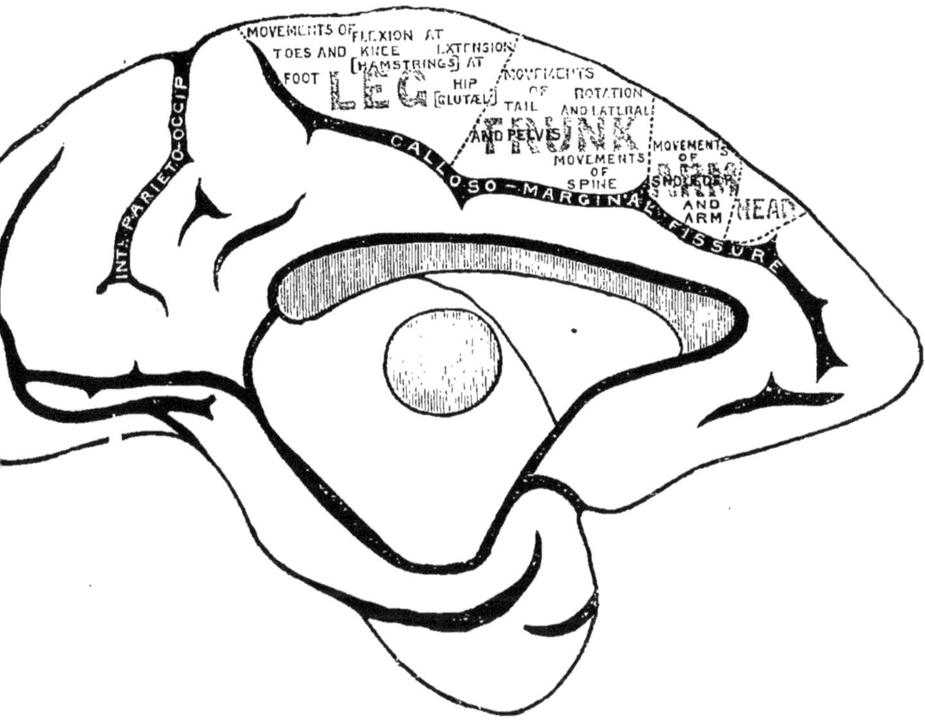

Fig. 7. — Aires motrices d'après Horsley et Schäffer.
Hamstring, tendon ; — *Hip*, hanche ; — *Tail*, queue.

parfois obtenu des mouvements des yeux semblables à ceux obtenus par l'excitation du pli courbe, quoique moins marqués. Et Schæfer[2] décrit des mouvements semblables se produisant après l'excitation des différentes parties du lobe occipital et des régions avoisinantes. Mes expériences sur plusieurs singes, sans être opposées à celles de Schæfer, sont plus conformes à celles de Luciani et de Tamburini, et montrent que quoique les mouvements du globe oculaire puissent être obtenus par l'excitation du lobe occipital, ils sont, en règle générale, moins constants et moins facilement obtenus que par l'excitation du pli courbe.

[1] *Sui centri psico-sensori corticali*, 1879.
[2] *Proc. Roy. Soc.*, 1888.

L'excitation de la circonvolution temporale supérieure (14, *fig.* 5) produit un redressement de l'oreille du côté opposé, avec ouverture de l'œil, dilatation de la pupille, et la direction de la tête et des yeux du côté opposé. Précisément on obtient le même résultat par l'excitation postérieure de la troisième circonvolution externe du cerveau du chien (14, *fig.* 9) et aussi chez le chat (*fig.* 10) et chez le lapin (*fig.* 11). Quelquefois, on obtient seulement les mouvements de l'oreille, et quelquefois, l'animal essaie de bondir de la table, comme soudainement effrayé.

L'excitation du lobule de l'hippocampe ou de l'extrémité antérieure de la circonvolution de l'hypocampe chez les singes, les chats, les chiens et les lapins produit les mêmes résultats, c'est-à-dire, la torsion des narines du même côté, comme si l'excitation était placée sur la narine elle-même. Parfois l'excitation de la circonvolution de l'hippocampe donne des mouvements semblables à ceux produits par une excitation directe des membres opposés. A part cela, je n'ai pas pu obtenir une réaction constante à l'excitation du reste du lobe temporal et des autres portions de l'écorce.

Telles sont brièvement les phénomènes observés après l'excitation électrique des différentes parties de l'écorce cérébrale. Ces résultats, à part leur interprétation, indiquent une certaine forme de différenciation fonctionnelle, et il est évident, en comparant les centres correspondants sur le cerveau du singe, du chien, du chat, du lapin, qu'il y a entre eux une très grande différence quant à leur étendue et au caractère des mouvements avec lesquels ils sont en relation. Existe-t-il un complet parallélisme entre le cerveau du singe et celui de l'homme ? c'est là une question à laquelle on n'a pu répondre jusqu'à maintenant qu'en se rapportant aux faits des lésions localisées. Bartholow [1] et Sciamanna [2] ont observé des mouvements du côté opposé du corps en excitant l'écorce à travers la dure-mère, le premier dans un cas d'ulcération cancéreuse, le second, dans un cas de trépanation. Mais leurs résultats, quoique semblables à ceux obtenus chez les singes, manquaient de précision. Récemment cependant, des chirurgiens ont eu plusieurs occasions de faradiser l'écorce pour définir avec soin les régions qu'ils désiraient enlever pour guérir l'épilepsie focale. Un de ces cas a été observé par Horsley et plusieurs autres ont été notés par Mills dans son excellent mémoire sur les localisations cérébrales et ses conséquences pratiques [3]. Dans un de ces cas, la moitié inférieure des deux circonvolutions centrales, l'extrémité

[1] *American Journ. Med. Sciences.* April, 1874.

[2] *Archiv. di. Psychiatria*, 1882.

[3] Lu devant le Congrès de Washington, 1887. (*Brain*, 1889.

postérieure de la deuxième frontale, le coin postérieur et supérieur de la troisième frontale furent découverts du côté gauche. « On fit un examen soigneux avec le courant faradique pour les recherches des centres à extirper. Après plusieurs essais, on obtint quatre réponses différentes, quatre mouvements définis : 1° dans la position la plus antérieure qui a donné des mouvements, on a eu une déviation conjuguée de la tête du côté opposé ; 2° un peu au-dessous et derrière ce point, la bouche était attirée en haut et en dehors ; 3° au-dessous du point pour les mouvements de l'angle de la bouche, à à peu près douze millimètres, on a obtenu l'extension du poignet et des doigts, derrière et au-dessus de ce dernier point, une flexion distincte des doigts et du poignet. En continuant et en forçant l'excitation à ce dernier point, les doigts, le pouce, le poignet, fléchissent successivement. L'ordre des phénomènes, suivant trois personnes qui étaient présentes et qui observaient les convulsions du malade, était exactement celui noté au commencement de ses attaques. »

Dans un second cas publié par Keen [1], « en touchant l'écorce avec les électrodes dans une position qui, apparemment, correspondait à la portion antérieure de la circonvolution prérolandique. juste derrière la scissure précentrale, on obtint des mouvements du poignet et des doigts. La main se mit en extension sur la ligne médiane et du côté cubital ; à différentes reprises, les doigts étaient étendus et séparés. Au-dessus de la région dans laquelle ces mouvements furent obtenus, l'application du courant produisit un mouvement du coude gauche, extension et flexion de l'épaule qui fut portée en haut et en adduction. Au-dessous de la région, où les mouvements de la main avaient été obtenus, l'application du courant produisit un mouvement en avant, en bloc, de tout le côté gauche de la face. » Ces résultats correspondent avec différents centres déjà définis.

Dans un autre cas de Lloyd et Deaver [2], on mit à nu une région de l'hémisphère droit, correspondant à l'union du tiers moyen et du tiers inférieur des circonvolutions centrales. En appliquant les électrodes sur un point, juste en arrière de la scissure de Rolando, on a observé des mouvements dans l'ordre suivant : flexion du pouce sur la paume, flexion des doigts, flexion du poignet et flexion du coude. Sur un point, un peu en avant et au-dessous, l'application des électrodes a donné une contraction des muscles de la face du côté opposé.

Dans quatre cas de Nancrède [3], on obtint des mouvements du

[1] *Am. Journ. Med. Sciences*, nov. 1888.

[2] *Am. Journ. Med. Sciences*, nov. 1888.

[3] *Med. News.*, 4 nov. 1888.

pouce par l'excitation d'une région correspondant au second quart inférieur de la pariétale ascendante. Tous ces résultats sont en parfaite harmonie avec ceux obtenus par l'excitation de l'écorce cérébrale des singes, et nous avons donc toute raison de croire, que *cæteris paribus*, les relations fonctionnelles de l'écorce humaine sont identiques à celles des animaux inférieurs.

Par la méthode de l'excitation, nous pouvons dire que si des segments individuels d'un membre sont localisés séparément ou sont représentés plus ou moins dans un centre commun, les centres dans leur ensemble sont complètement séparés les uns des autres. Aucun mouvement de la jambe ne provient de l'excitation du centre de la face ni les mouvements de la face de l'excitation du centre de la jambe. Les centres de la jambe et de la face sont ainsi entièrement différenciés l'un de l'autre et du centre de l'oculo-moteur. Ce qui est vrai des centres éloignés, est sans doute vrai des centres près l'un de l'autre. Le fait que l'excitation du bord d'un centre donné puisse produire des mouvements combinés de ce centre et du centre voisin ne peut amener cette conclusion que cette portion contient des fonctions unies, c'est-à-dire la fonction des mouvements du bras et de la jambe ou du bras et de la face.

La véritable explication me semble être que la méthode de l'excitation est incapable de différencier complètement les limites des centres respectifs. Les régions qui sont le plus près les unes des autres anatomiquement et physiologiquement peuvent être excitées ensemble par diffusion de l'excitant. Même si nous sommes capables de dissocier les centres les uns des autres par la méthode de destruction. Nous ne sommes pas non plus sur ce terrain autorisés à conclure qu'il n'y a aucune fusion entre les deux centres, car une lésion destructive, même petite, située sur le bord d'un centre donné, affectera les fonctions de plus d'un centre. Des faits seront relatés, qui, dans mon esprit, justifient la conclusion que les centres comme un tout sont aussi complètement différenciés les uns des autres que les membres eux-mêmes ou qu'un organe des sens d'un autre.

Nous avons vu cependant pour les mouvements individuels d'un membre que, quoiqu'on puisse fréquemment isoler un mouvement particulier, par une excitation minime d'un point défini dans le centre général, cependant, le même mouvement peut se produire avec d'autres quand une partie du centre est excitée. On peut interpréter ce fait soit en supposant que le mouvement particulier du pouce par exemple, est représenté dans tout le centre du bras ou bien que c'est un cas de diffusion de l'excitant. Il est difficile de dire laquelle de ces deux opinions est la bonne, peut-être même ni l'une ni l'autre représente la vérité. Car les réactions des membres qui résultent de l'excitation de l'écorce ne sont pas seulement

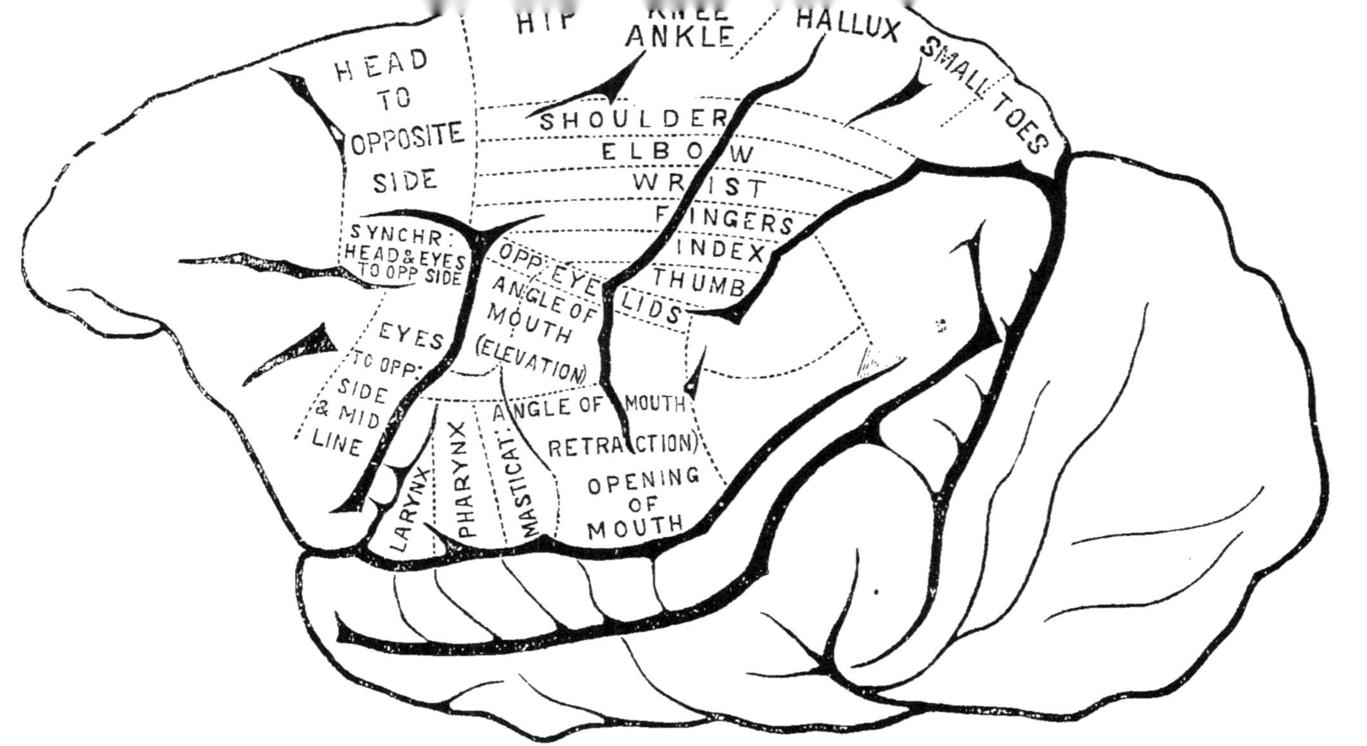

Fig. 8. — Aires motrices de Beevor et Horsley.

Ankle, cheville du pied ; — *Elbow*, coude ; — *Eyes*, yeux (a) ; — *Eyelids*, paupières ; — *Hallux*, gros orteil ; — *Hip*, hanche ; — *Knee*, genou ; — *Mouth*, bouche ; — *Shoulder*, épaule ; — *Side*, côté ; — *Small tœs*, petits orteils ; — *Tail*, queue ; — *Thumb*, pouce ; — *Tongue* (a), langue ; — *Wrist*, poignet.

des contractions musculaires, mais des mouvements synergiques coordonnés pour des actes ; et comme l'ont démontré le professeur Yeo et moi-même[1], les mêmes muscles ou les mêmes groupes musculaires entrent dans la composition des différents mouvements innervés par les racines respectives motrices des plexus brachial et crural, de telle sorte que le même groupe musculaire peut avoir une représentation multiple dans les subdivisions variées du centre général. Et il paraîtra qu'il y a une beaucoup plus grande différenciation dans les centres corticaux que dans les segments respectifs des renflements brachial et lombaires de la moelle. Mais, à mon avis, toute autre représentation en dehors du centre général d'un membre est contraire aux faits de localisation mis en lumière, soit par la méthode de la destruction, soit par la méthode de l'excitation, soit par les deux.

Maintenant, nous avons à nous occuper de la question importante et très discutée de la signification des réactions motrices qui résultent de l'excitation électrique des différentes régions corticales. Quelle que soit l'évidence de certains mouvements, il ne s'ensuit pas forcément qu'ils soient la preuve de l'excitabilité directe des régions motrices dans le sens propre du mot, car ces mouvements peuvent être le résultat de quelque état psychique incapable d'être exprimé en termes physiologiques, ou bien être de nature réflexe et alors ne différer nullement des mouvements produits par l'excitation périphérique, ou bien ils peuvent être moteurs dans le sens qu'ils sont dus à une excitation de parties en rapport direct avec les tractus moteurs ou les nerfs moteurs, ou bien ils peuvent être l'un ou l'autre. La méthode de l'excitation ne peut elle-même résoudre le problème et demande comme complément une destruction strictement localisée de ces centres dont l'excitation donne lieu à des réactions motrices définies.

Une observation attentive des réactions dans les différents ordres d'animaux, et ce fait que l'on peut obtenir des mouvements semblables par l'excitation de différentes régions corticales en certains cas, m'ont conduit à croire que ces mouvements peuvent avoir une signification différente, et, je forme cette hypothèse, que quelques-uns peuvent être dus à l'excitation des régions motrices proprement dites, tandis que d'autres doivent être considérées comme une expression associée d'une sensation subjective. Dans cette hypothèse, j'ai institué des expériences de destruction localisée et j'ai ainsi déterminé l'existence de centres sensoriels ou de perception en rapport avec les différentes formes de sensibilité aussi bien que les centres moteurs, principalement sinon exclusivement. L'existence de centres sensoriels distincts a été depuis

[1] *The functionnal relations of the mator rooth of the brachial and Lumbo sacral plexuses.* (*Proc. Roy. Soc.*, 1881.)

onfirmée par des recherches physiologiques et cliniques, et j'ai a satisfaction de penser que les erreurs que j'ai commises dans la élimitation des centres sensitifs sont plutôt des erreurs d'omission ue d'exagération, et que les régions où j'avais d'abord placé les ntres sensitifs respectifs correspondent en partie à la situation ssignée à ces centres par les méthodes cliniques et expérimentales s plus dignes de confiance.

Centres visuels. — Je vais d'abord appeler votre attention sur les actions produites par l'excitation de la région occipito-angulaire ez les singes et de son homologue dans les différents animaux férieurs. Les réactions, comme nous l'avons déjà vu, sont des ouvements des globes oculaires, et parfois de la tête du côté

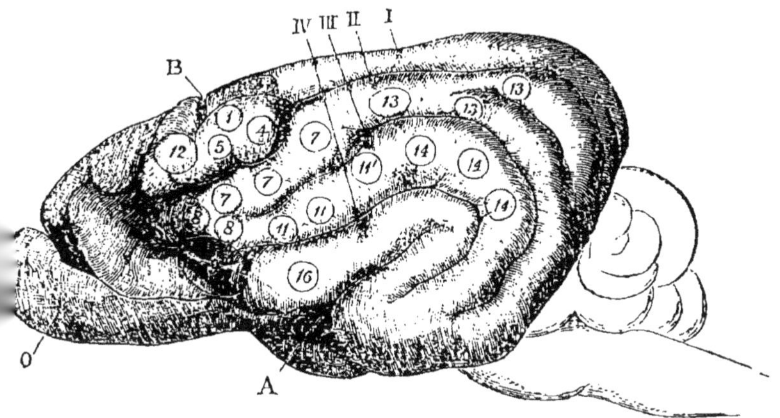

Fig. 9. — Hémisphère gauche du cerveau d'un chien.

Le membre posé ou avancé. — 3. Mouvement latéral ou agitation de la queue. — étraction avec adduction du membre antérieur opposé. — 5. Élévation de l'épaule et sion en avant du membre antérieur opposé, flexion de la patte. — 7, Action des ulaires des yeux et des zygomatiques. — 8, Rétraction et élévation de l'angle opposé bouche. — 9. Ouverture de la bouche et mouvements de la langue. — 11, Rétrac- de l'angle de la bouche, — 12, Les yeux largement ouverts avec dilatation des pu- . mouvements des globes oculaires et de la tête du côté opposé. — 14, Picotement udaine rétraction de l'oreille opposée. — 15, Torsion de la narine du même côté.

osé; et fréquemment aussi des mouvements des pupilles, pas ours de même caractère, parfois la contraction, parfois la tation. J'ai trouvé que ces mouvements se produisaient plus ement et d'une façon plus uniforme par l'excitation de la ie antérieure et postérieure du pli courbe. Règle générale, les mouvements latéraux, on obtient des mouvements en haut nd le segment antérieur du pli courbe est excité, et des mou- ents en bas quand c'est le segment postérieur.

n peut aussi obtenir, comme l'ont démontré les premiers Luc- et Tamburini, les mouvements des yeux par l'excitation du lobe occipital. Schæfer, qui oublie le segment antérieur du pli courbe, que j'ai trouvé aussi excitable que le reste, obtient des mouvements en bas des yeux par l'excitation, non seulement du segment postérieur, du pli courbe, mais aussi de l'extrémité supérieure de la circonvolution temporale moyenne, cette partie du lobe occipital immédiatement derrière la scissure occipito-pariétale externe et de chaque côté de la scissure pariéto occipitale interne. Il obtient des mouvements en haut par l'excitation de la surface sous-jacente du lobe occipital, la partie la plus inférieure de ce lobe, et de la marge inférieure de la surface convexe. Il obtient un simple mouvement latéral des yeux en excitant le reste de la convexité du lobe occipital et une étroite bande le long de la marge de la grande scissure longitudinale. La portion moyenne de la surface médiane ne paraît pas être comprise dans ce schéma.

Mon hypothèse que ces mouvements de la tête et des yeux sont les signes d'une sensation visuelle subjective et dus à une action associée des centres frontaux et oculo-moteur sous-cortical, a reçu une confirmation des expériences de Schæfer sur la période latente des mouvements oculaires suivant l'excitation respectivement des régions frontale et occipito-temporale [1]. Le résultat de cette comparaison obtenu sur un certain nombre de singes, montrait que la période latente est plus longue de quelques centièmes de seconde dans le cas d'excitation du lobe occipital que dans le cas d'excitation du centre frontal de l'oculo-moteur; indiquant ainsi que dans le premier cas, l'impulsion nerveuse doit être transmise à travers au moins un centre nerveux de plus que dans le dernier cas. Ceci concorde avec l'hypothèse que dans un cas les mouvements étaient réflexes et dans l'autre directs. Le fait qu'on obtient toujours les mouvements des yeux par l'excitation de la région occipito-angulaire, après l'ablation complète des régions frontales, montrent qu'ils n'indiquent pas nécessairement une action associée de ces centres corticaux, mais peuvent être dus, sinon toujours, à l'excitation des centres oculo-moteurs des tubercules quadrijumeaux.

Danillo [2] a trouvé que la section des fibres d'association des régions frontales et occipitales n'empêchent pas les mouvements oculaires; tandis que Bechterew [3] et Munck [4] ont trouvé que les mouvements sont entièrement annihilés par la section des fibres médullaires sous-jacentes. Danillo et Bechterew soutiennent que les mouvements ne peuvent donc pas être considérés comme l'indice d'une sensation visuelle subjective; mais cela ne serait pas réfuté, même si les mouvements continuaient toujours après l'abla-

[1] *Proc. Roy. Soc.*, 13 février 1888.

[2] *Archiv. Neurol.*, vol. XVIII, 1889, p. 145.

[3] *Neurol. Centralbl.*, 15 septembre 1889.

[4] *Sitzüngsberichte der Akad, d. Wiss zü Berlin* V, 16 janvier 1889

tion de la substance grise, car l'excitation des fibres médullaires serait équivalente à l'excitation de l'écorce elle-même. Nous pouvons supposer avec Munk qu'il y a des fibres radiales ou centrifuges entre l'écorce occipitale et les centres oculo-moteurs, et l'excitation de l'expansion centrale de ces tractus produira pratiquement le même effet que l'excitation des centres avec lesquels ils sont en relation.

La région occipito-angulaire est la zone visuelle de l'écorce. La destruction complète de cette zone dans un hémisphère produit l'hémiopie permanente du côté opposé par la paralysie des moitiés orrespondantes des deux rétines, tandis que la destruction bilaérale produit une cécité complète et durable des deux yeux. A art la perte de la vision, il n'y aucune autre perte ni motrice, ni ensitive. La sensibilité des globes oculaires est intacte et les mouements des globes sont absolument libres. Il n'y a aucun trouble e la sensibilité ni de la motricité des membres. Les autres sens péciaux sont intacts. Si la destruction de la région angulaire ocpitale est incomplète, unie ou bilatérale, l'hémiopie résultante ans un cas, ne dure pas, ni la cécité permanente dans l'autre.

Il n'y a cependant à peine un point de la doctrine ci-dessus qui 'ait été controversé ; mais je pense que chaque point a été conrmé jusqu'à l'évidence par des lésions de cette région, observées vec soin et strictement localisées.

Dans mes premières recherches, je pensai que les plis courbes rmaient seuls des centres visuels, conclusion fondée sur les effets sitifs des lésions des plis courbes et sur les résultats uniforméent négatifs de la destruction des deux lobes occipitaux, excepté rsque la lésion empiétait sur la scissure occipito-pariétale. Dans s derniers cas, il m'avait semblé que les défauts de la vision ou rfois la cécité complète étaient dus à la lésion des fonctions des s courbes eux-mêmes. Je vous ai montré ici une photographie n cerveau de mes premiers animaux en expériences [1]. Les deux es occipitaux furent enlevés en même temps. Il survient un peu ncéphalite qui étendit la lésion. Vous verrez que, sur le côté oit, non seulement tout le lobe occipital, mais aussi une partie segment postérieur du pli courbe ont été enlevés. A gauche, le courbe est intact superficiellement, mais les fibres médullaires la partie coupée bombaient considérablement par suite d'une nie inflammatoire. Malgré cette lésion étendue bilatérale, l'anal, pendant une heure après l'opération, donna une preuve de conservation de la vision, car il faisait des grimaces et se saut quand on l'effrayait. Un examen ultérieur montra que la vi- quoique bonne, était atteinte ; il y avait un manque de préci- pour prendre les objets qu'on lui tendait. A part ce léger

[1] Expériment. XXIV. *Phil. Trans.*, vol CLXV, p. 2, 1875.

défaut de la vision, l'animal ne présentait aucun autre trouble dans ces facultés et se porta bien jusqu'à sa mort qui suivit une seconde opération trois semaines après, pendant laquelle on lui avait enlevé la plus grande partie des deux lobes frontaux. Cette seconde opération n'a causé aucun autre trouble de la vision, faits d'une grande importance pour la question des rapports des lobes frontaux avec le sens de la vue.

Vu que chez cet animal, comme chez d'autres chez lesquels on observait les mêmes symptômes, les lésions occupaient la région de la scissure pariéto-occipitale et le pli courbe, je pense que le trouble de la vision est dû à cette cause ; car, lorsque la ligne de section des lobes occipitaux était bien séparée de cette scissure, on ne percevait aucun trouble de la vision. Ainsi on a mis à nu les lobes occipitaux, des deux côtés, chez un singe, et on détruisit la surface au cautère qu'on passa assez profondément dans l'intérieur des lobes pour détruire les fibres médullaires.

L'opération fut achevée à 3 h. 30 de l'après-midi. Voici les notes sur l'état de l'animal :

« 4 h. 10. — L'animal, après être resté dans un état de stupeur jusqu'à maintenant, commence à se mouvoir, mais chancelle assez. Les yeux sont ouverts et les pupilles dilatées. Il montre son état de conscience en tournant la tête quand on l'appelle.

« 5 h. 45. — Donne une preuve évidente de la vue. Il court quand je l'approche en évitant avec soin les obstacles. Voyant sa cage ouverte, il entre et monte sur sa perche, en évitant avec soin le chat. Il essaye d'éviter ma main quand je la lui présente pour le prendre, mais il saisit un raisin que j'ai laissé sur sa perche [1]. »

Malgré la destruction étendue des deux lobes occipitaux dans ce cas, l'animal, un peu plus de deux heures après l'opération, a donné une preuve évidente de la conservation de sa vision précise.

Dans un autre cas où les lobes occipitaux furent enlevés par une section à six millimètres en arrière de la scissure pariétale occipitale [2], l'animal, malgré l'ablation d'au moins les deux tiers des deux lobes occipitaux, prouva la netteté de sa vision, une demi-heure après l'opération. Chez un autre singe, auquel mon collègue, le professeur G.-F. Yeo, enleva les deux tiers des deux lobes occipitaux, l'animal, deux heures après l'opération, était capable de ramasser des objets menus sur le parquet [3].

Je vous montre ici aussi la photographie du cerveau d'un singe chez lequel le lobe occipital gauche fut enlevé par une incision immédiatement postérieure à la scissure occipito-pariétale. Dans ce cas, le pansement ayant été arraché, la plaie devint sceptique

[1] Expériment. XXII. *Phil. Trans.*, vol. CLXV, Part. II, p. 25.

[2] Expériment. XXIII. *Phil. Trans. sup. cit.*

[3] Expériment. IX. *Ph. Trans.*, 1884.

et l'animal mourut le cinquième jour. Le lendemain de l'opération, aucun trouble de la vision ne put être noté, car l'animal prenait les choses qu'on lui présentait à droite et à gauche et pouvait courir dans le laboratoire dans toutes les directions, passant au milieu des chaises et des autres meubles sans jamais cogner sa tête d'un côté ou de l'autre, action qui eût été incompatible avec une hémiopie.

Vous verrez que le bord du plan de section qui saillit considérablement par hernie, correspond à peu près à la scissure pariéto-occipitale externe [1].

Ces expériences ont mis en lumière les résultats négatifs des lésions uni ou bilatérales du lobe occipital. J'ai cependant trouvé dans mes premières expériences, que les lésions destructives de l'écorce de gyrus angulaire d'un côté, produisait une perte complète temporaire de la vision de l'œil opposé, tel que l'animal ne répondait à aucun excitant lumineux, et que, pressé de se mouvoir, il courait en aveugle contre tous les obstacles sur son passage [2], et que, lorsque les deux plis courbes furent semblablement détruits, il y eut une cécité complète des deux yeux [3].

Les observations suivantes furent prises sur un singe dont les plis courbes furent détruits des deux côtés avec le galvano-cautère. Il fut aussitôt laissé détaché, mais il paraissait effarouché et ne voulait pas quitter sa place. Il fut donc impossible, pour quelque temps, de prendre aucune observation sur sa vision. Les pupilles étaient contractiles à la lumière, et une vive lumière projetée devant ses yeux produisit un clignotement. Quand un morceau de pomme était jeté auprès de lui, au point de venir en contact avec sa main, il le prenait, le sentait et le mangeait avec plaisir. L'ouïe était fine, et il tournait sa tête et répondait quand on l'appelait par son nom. Excepté cette répugnance pour bouger, provenant évidemment d'un sentiment de manque de sécurité, il n'y avait rien qui indiquât qu'il était aveugle. Mais j'ai trouvé que l'animal aimait beaucoup le thé doux et aurait couru après n'importe où. J'apporte donc une tasse de thé doux et je la place à ses lèvres, il but avec empressement. Je retirai alors la tasse et la plaçai devant lui à une petite distance, mais l'animal, malgré que ses gestes démontraient son désir de boire, ne pouvait trouver la tasse, quoique ses yeux regardassent droit sur elle. Cette épreuve fut répétée plusieurs fois et avec le même résultat. Enfin, on place la tasse sur ses lèvres, il plonge sa tête dedans, il boit jusqu'à la dernière goutte, pendant qu'on entraîne la tasse à moitié de la chambre. Le jour suivant, l'animal était toujours aveugle et n'ac-

[1] Voir fig. 1, pl. XX. *Phil. Trans*, Part. II, 1884.

[2] Voir expériment. VII, VIII, IX. *Phil. Trans*, vol. CLXV, 1875,

[3] Exp. X, *Op. cit.*

cordait aucune attention aux menaces, aux grimaces et autres signes pour fixer sa vue. On le tua alors pour pouvoir déterminer exactement le siège et l'étendue des lésions avant le développement de lésions inflammatoires secondaires. Elles avaient déjà commencé et s'étaient limitées aux plis courbes qui étaient œdématiés et au bord antérieur des lobes occipitaux, comprenant un léger empiètement du bord postérieur de la circonvolution pariétale ascendante gauche; la substance grise seulement était désorganisée et sur le pli courbe exclusivement.

Ces faits semblent justifier l'opinion que les plis courbes sont des centres visuels, chacun étant en relation avec tout l'œil du côté opposé, puisque l'effet d'une ablation unilatérale était la cécité totale passagère de l'œil opposé et non une hémiopie. Et il semble que la rapide guérison d'une lésion unilatérale est due à l'action compensatrice de l'autre circonvolution, d'autant que la destruction bilatérale produit une cécité complète des deux yeux plus durable et que je suppose même permanente. Mais d'autres recherches sur des animaux qu'on a pu garder en vie pendant une période plus longue que ne le permettait les vieilles méthodes chirurgicales, ont montré que les résultats de l'extirpation uni ou bilatérale du pli courbe, quoique entièrement en harmonie avec mes premières recherches, étaient plus passagers que je ne l'avais d'abord trouvé et que la destruction bilatérale ne produit pas une perte totale permanente de la vision [1].

Comme preuve, je vais citer les détails des expériences suivantes.

Sur un animal, on cautérisa, avec le thermo-cautère le pli courbe gauche. L'œil gauche fut fermé et l'animal sortit de la stupeur. Au bout d'une demi-heure, il était évidemment éveillé et ne voulait pas bouger sans qu'on le touche. Alors on le retira de sa cage et on le mit sur le plancher, il commença à marcher à tâtons en se vautrant, cognant sa tête sur tous les obstacles. Après quelques minutes, il se calma et refusa de marcher. Il ne manifestait aucun signe de crainte aux menaces, et il ne clignait pas lorsqu'on pointait un doigt contre son œil jusqu'à ce que le doigt touchât presque la conjonctive, alors, par le réflexe ordinaire, l'œil se fermait. Une demi-heure plus tard on répéta les mêmes expériences avec les mêmes résultats indiquant la perte de la vue. Une demi-heure encore après, pendant qu'il était couché tranquillement dans sa cage, il fut doucement saisi sans bruit pour ne pas attirer son attention; alors il bondit avec une expression de crainte et de surprise et courut tête baissée contre le pied de la table où il resta quelques minutes se traînant à tâtons. Alors il repartit et, cette fois, courut contre le mur contre lequel il se traîna.

[1] Voir Expériences III, IV, V, VI. *Ph. Trans.*, vol. II, 1884.

De pareils faits se répétèrent. Il ne montrait aucun signe de perception lorsqu'on l'approchait avec soin, sans bruit, mais si on faisait auprès de lui le moindre bruit avec les lèvres, il partait comme un trait contre le mur où il se couchait. Une demi-heure plus tard, pendant qu'il restait tranquillement dans un coin avec les yeux ouverts, on projeta sur ses yeux la lumière d'une lanterne, mais il ne fit aucun signe. En rampant avec précaution vers lui sans exciter son attention, l'observateur fit un léger sifflement contre sa figure, il jeta un regard de colère, mais se souvenant sans doute des résultats de sa course, il se blottit par terre sans

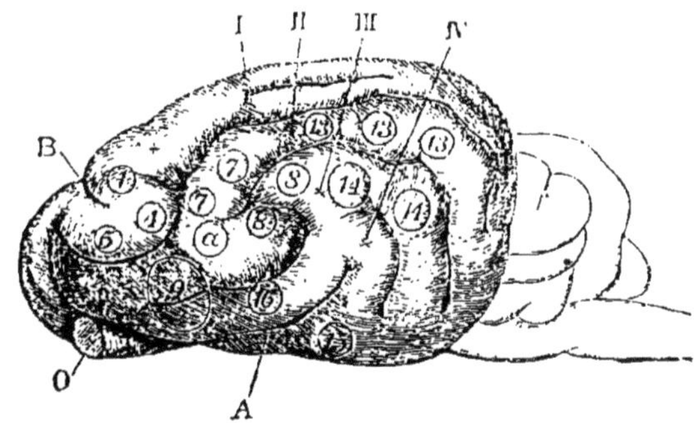

Fig. 10. — Hémisphère gauche du cerveau d'un chat.

1, avancement du membre antérieur opposé. — 4, rétraction et adduction de la jambe du côté opposé. — 7, élévation de l'épaule avec flexion de l'avant-bras et de la patte. — A, action de fermer et de saisir avec la patte, avec protrasion des griffes. — 7, élévation de l'angle de la bouche et de la joue, avec occlusion de l'œil. — 8, rétraction accompagnée d'un certain degré d'élévation de l'angle de la bouche et mouvement en arrière et en avant de l'oreille. — 9, ouverture de la bouche et mouvement de la langue — 13, les yeux tournés du côté opposé. — 14, picotement de l'oreille, tête et yeux tournés du côté opposé. — 15, élévation de la lèvre et torsion de la narine du même côté; divergence des lèvres.

bouger. Une demi-heure plus tard, pendant qu'il était tranquille dans sa cage, il partit tout à coup, après avoir été touché, et courut dans un coin où il se blottit.

« Le jour suivant, son œil étant toujours fermé, il fit preuve, sans aucun doute, de la possession de la vision de son œil droit. Il saisissait les choses comme d'habitude, courait dans le laboratoire de tous côtés, évitant les obstacles à droite et à gauche avec une précision parfaite, baissant sa tête pour passer sous les tuyaux d'eaux du laboratoire. On ne put observer aucun trouble de la vision, ni amblyopie ni hémiopie[1]. »

Chez un autre animal, le pli courbe gauche fut cautérisé jusqu'à la scissure occipito-pariétale, la partie postérieure du corps calleux fut aussi divisé en même temps[2].

[1] Exp. V. *Phil. Trans.*, vol. II, 1884.

[2] Exp. VII, *Op. cit.*

« L'œil gauche fut aussi soigneusement bouché, et on laissa l'animal se réveiller de la stupeur du narcotique. Au bout d'une demi-heure, il commença à se mouvoir spontanément, quoiqu'un peu en chancelant. Une demi-heure après l'opération, il marchait dans le laboratoire, cognant sa tête contre les pieds des chaises et les autres obstacles sur son passage. Si on mettait un morceau de pomme sous son nez, il la saisissait et la mangeait. Il continua de marcher çà et là, de temps en temps, courant tête baissée contre le mur. Trois heures après l'opération, en courant dans le laboratoire, il vint tête baissée cogner son museau contre le mur où il resta. Pendant qu'il se reposait, nous rampâmes vers lui, mais l'animal, quoique les yeux grands ouverts et tournés vers nous, ne fit aucun signe de perception. Des grimaces effrayantes furent également sans effet, mais si on faisait du bruit avec nos lèvres, l'animal semblait alarmé, regardait en avant, et quoiqu'il vint tout près de nos figures, ne semblait rien voir. On essaya à droite et à gauche de même, mais on ne trouva aucun signe de vision ni d'un côté ni de l'autre. Le jour suivant, l'œil gauche étant toujours fermé, l'animal courait dans toutes les directions, baissant sa tête sous les barreaux, évitant les obstacles à droite et à gauche avec la plus grande précision et ne se cognant jamais ni d'un côté ni de l'autre. On ne pouvait alors trouver le plus petit trouble de la vision, et il pouvait ramasser les plus petits objets autour de sa cage ou qu'on lui jetait. »

Munck [1] a le premier montré que l'effet permanent d'une extirpation unilatérale complète de la sphère visuelle, n'était pas la cécité complète de l'œil opposé, mais l'hémiopie homonyme par la paralysie des côtés correspondants des deux rétines. Il l'a obtenue par une section dans la ligne de scissure occipito-pariétale, et il localise la sphère visuelle, uniquement dans le lobe occipital et regarde le pli courbe comme la sphère sensorielle de l'œil. Cependant, d'après ce fait qu'il admet lui-même, de l'inflammation secondaire et de l'extension des lésions primaires qui suivent ses opérations généralement, sinon toujours, on ne peut pas compter sur les expériences de Munck quand il s'agit de déterminer l'exacte délimitation d'un centre donné. Il est raisonnable de supposer que les opérations de Munck, pour enlever les lobes occipitales, atteignent secondairement le pli courbe et ses rapports. Cette question de la délimitation exacte de la sphère visuelle, soit aux lobes occipitaux comme le veut Munck, soit comprenant aussi le pli courbe, suivant mon opinion, et celle des rapports respectifs entre le pli courbe et les lobes occipitaux et les yeux ont été l'objet de recherches par de nombreux physiologistes : Luciani et Tamburini [2],

[1] *Ueber die functionen der Grosshirnrinde,* 1881.

[2] *Sui centri psico sensori corticali,* 1879.

Luciani[1], Horsley et Schæfer[2], Sanger-Brown et Schæfer[3], Lannegrâce[4], Gilman, Thompson et Sanger-Brown[5], et c'est encore un sujet sur lequel on est loin d'être d'accord.

Luciani et Tamburini et Luciani sont arrivés à cette conclusion que les centres visuels ne sont pas limités aux lobes occipitaux, mais embrassent aussi le pli courbe, quoique le premier pense que l'effet de la destruction unilatérale du pli courbe est l'hémiopie plutôt que l'amblyopie. Les expériences d'Horsley et Schæfer, et de Sanger-Brown et Schæfer sont d'une grande valeur, parce que grâce aux précautions antiseptiques et à tous les détails et aux figures qui accompagnent leurs expériences, les faits peuvent être utilisés par tous les chercheurs. Horsley et Schæfer rapportent plusieurs expériences sur les lobes occipitaux, sur un seul ou sur les deux. L'expérience suivante (XXIV) que je donne, d'après leurs propres termes, est spécialement digne de remarque. « Tout le lobe occipital gauche fut enlevé par une incision oblique le long

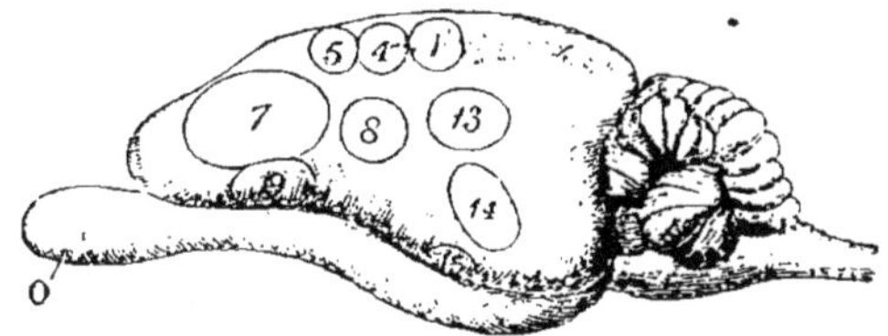

Fig. 11. — Hémisphère gauche du cerveau d'un lapin.

1, avancement de la jambe antérieure ou opposée. — 4, rétraction avec adduction du membre antérieur opposé. — 5, élévation de l'épaule et extension en avant du membre antérieur. — 7, rétraction et élévation de l'angle de la bouche. — 8. occlusion de l'œil opposé. — 9. ouverture de la bouche, avec mouvements de la langue. — 13, mouvement en avant de l'œil opposé, parfois torsion de la tête du côté opposé. — 14, rétraction soudaine et élévation ou picotement de l'oreille du côté opposé. — 15, torsion ou fermeture de la narine.

de la scissure pariéto-occipitale. La pièce enlevée comprenait l'extrémité de la corne postérieure du ventricule latéral qui se trouvait ainsi ouvert. Aucune fâcheuse conséquence n'en résulta

[1] *On the sensory Localisations of the cortex cerebri.* (*Brain*, July, 1884.)

[2] Rapport des expériences sur les fonctions de l'écorce cérébrale. *Phil. Trans.*, vol. CLXXIX, 1888. Bd. XX.

[3] *Functions of the occipital and temporal lobes of the Monkey's* (*Brain Phil. Trans.*, vol. CLXXIX, 1888. Bd. XXX.)

[4] Influences des lésions corticales sur la vue. (*Archives de médecine expérimentale*, 1889.)

[5] *The centre for vision, Researches of the Loomis laboratory of the medical departement of the university of City of New-York*, n° 1, 1890.

cependant, et quand le cinquième jour, on enleva le pansement, la plaie était entièrement guérie.

Résultat. — Aucune paralysie musculaire. L'animal semble avoir un trouble de la conscience visuelle des images, des objets qui tombent sur le côté gauche de la rétine ; car un objet, un raisin par exemple, qu'on présente sur le côté droit de la ligne visuelle, ou n'est pas remarqué, ou sa nature n'est pas aussitôt reconnue. Ce trouble, d'abord très marqué au début, s'améliora progressivement, et trois mois après l'opération, on ne pouvait plus le déterminer. »

Comme le montrent les figures, on enleva d'autres portions de l'hémisphère, mais il est inutile pour moi ici de citer les résultats. L'état du cerveau est donné dans leurs figures (24 *a* et 24 *b*), une représente la face inférieure, et comme les auteurs disent eux-mêmes « ces figures sont d'un grand intérêt, puisqu'elles montrent l'ablation complète des lobes occipitaux et frontaux et les limites de la lésion de la face inférieure de l'hémisphère (p. 35) ».

On a rapporté beaucoup d'autres expériences dans lesquelles les lésions unilatérales ou bilatérales empiétaient sur la scissure pariéto-occipitale et la région du pli courbe, et dans aucun cas, on n'a eu ni hémiopie ni cécité complète permanente.

Dans un cas (Expérience XXVI), dans laquelle on enleva les deux lobes occipitaux (surface externe et postérieure et une partie de la surface inférieure) avec un intervalle de quatorze jours entre les deux opérations, il n'y eut aucun trouble général de la perception visuelle, sans, autant qu'on peut l'affirmer, une cécité absolue dans aucune partie du champ visuel ; mais les auteurs ne peuvent pas parler de ce fait avec certitude. En enlevant le pli courbe droit, on obtint une hémiopie complète gauche qui dura, sans aucun signe d'amélioration, jusqu'à la mort de l'animal, trois mois après. Les expériences de Horsley et Schæfer, dans lesquelles les lésions des lobes occipitaux sont plus considérables que dans celles de Yéo et les miennes, sauf mes premières, toutefois, montrent que les troubles hémiopiques sont transitoires, tandis que dans le cas cité plus haut, il paraît y avoir eu une extirpation complète du lobe occipital, et cependant, l'hémiopie ne fut pas permanente. La destruction du pli courbe avec le lobe occipital fut la lésion qui a produit un résultat permanent. Leurs conclusions, d'après leurs propres termes sont les suivantes : « Nos expériences sur la région occipitale, quoique peu nombreuses, semblent comporter les conclusions auxquelles sont déjà arrivés Munck, Tessier et Yeo. Elles montrent que les lobes occipitaux et les plis courbes ont des fonctions en rapport avec les perceptions visuelles de telle manière que chaque région occipitale est en rapport avec la moitié latérale correspondante de chaque rétine et qu'une partie seulement de l'écorce de la région peut prendre en grande partie (comment déterminer la quantité chez des animaux) les fonctions du tout. Ceci est aussi conforme aux résultats de Luciani. Autant que le lobe occipital seul est intéressé, nos observations confirment l'opinion de Munck que cette lésion produit un trouble hémiopique de la conscience visuelle. Mais la vision imparfaite qui reste après l'ablation des deux lobes occipitaux (voir cas 25 et et 26) fait penser que le centre en rapport avec la conscience visuelle n'est pas limité à ces lobes, comme le pensait Munck, mais s'étend sur les plis courbes, l'hémiopie permanente n'étant produite que par l'ablation de cette circonvolution. Il serait cependant nécessaire que d'autres expériences fussent entreprises pour déterminer avec plus de précision, non seulement l'étendue, mais aussi l'importance relative de la portion antérieure, postérieure et médiane du centre visuel de l'écorce [1]. »

[1] *Op. cit.*, p. 19.

LEÇON III

MONSIEUR LE PRÉSIDENT,

MESSIEURS,

De nouvelles recherches de Schäfer, en collaboration avec Sanger-Brown, l'ont amené à penser d'accord avec Munk que l'extirpation complète unilatérale d'un lobe occipital seule produit une hémiopie persistante et que l'extirpation bilatérale produit une cécité totale et durable. Tout en admettant que les lésions décrites par eux soient la cause de l'hémiopie et de la cécité, il ne s'ensuit pas que les résultats soient dus à l'ablation du lobe occipital tel quel. — Schæfer [1] lui-même admet que le centre visuel n'embrasse pas seulement le lobe occipital mais aussi une partie ou la totalité du pli courbe. Les rapports des différentes portions des centres visuels avec la rétine d'après les phénomènes produits par l'excitation électrique et d'autres faits nécessitent une participation du pli courbe (ou tout au moins de son fragment postérieur d'après Schœfer), plus grande même que celle du lobe occipital. Donc si une cécité totale suit l'ablation des lobes occipitaux suivant la direction de la scissure pariéto-occipitale, il faut supposer que par l'opération les connections médullaires du centre visuel entier sont impliquées. — Schæfer [2] lui-même a supposé que les fibres unies à l'écorce des parties environnantes du cerveau et spécialement du pli courbe peuvent être coupées avec le lobe occipital et que cette hypothèse s'appuie sur de nombreuses considérations [3].

[1] *Electrical excitation of the visual area.* (*Brain*, april 1888.)

[2] *Brain*, vol. X, p. 372.

[3] Ceci cependant ne s'accorde pas très bien avec le schéma de Schäffer qui est le suivant : 1° tout le centre visuel d'un hémisphère est en rapport avec la moitié latérale correspondante des deux rétines ; 2° la zone supérieure du centre visuel d'un hémisphère est en rapport avec la moitié supérieure des deux rétines ; 3° la zone inférieure du centre visuel est en rapport avec la partie inférieure de la moitié correspondante des deux rétines ; 4° la zone intermédiaire du centre visuel est en rapport avec la partie moyenne de la moitié latérale correspondante des deux rétines

Les lésions de la temporo-occipitale seules peuvent produire l'hémiopie ou la cécité complète, suivant qu'elles sont unies ou bilatérales, sans participation du pli courbe ou d'aucune autre portion du lobe occipital. J'ai moi-même rapporté des cas[1] où on note de l'hémiopie temporaire à la suite de lésions de la région occipito-temporale et ce sont probablement de pareils faits qui ont conduit Luciani à étendre le centre visuel jusqu'au lobe tem-

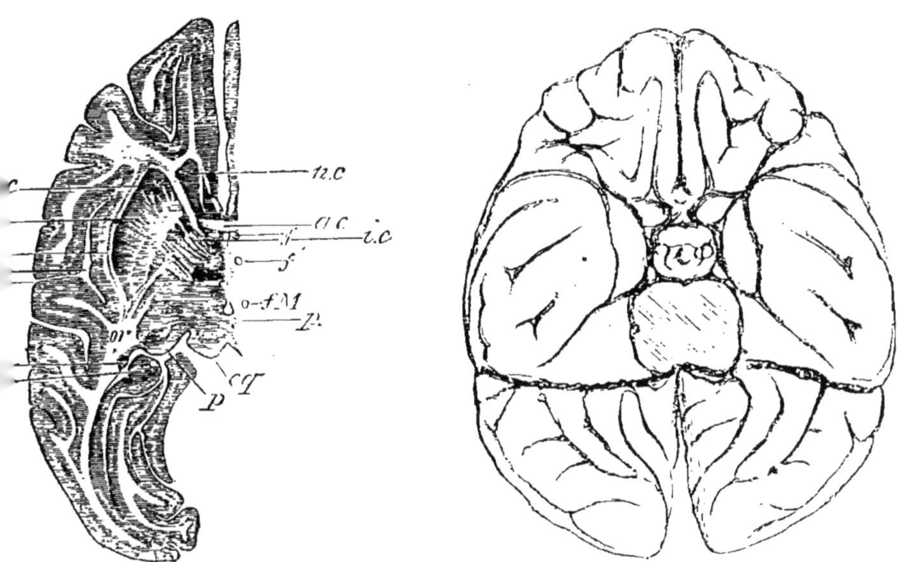

Fig. 12 et 13. — Section horizontale de l'hémisphère gauche du singe au niveau de la commissure antérieure (grandeur naturelle).

ac, commissure antérieure. — *cA*, corne d'Ammon. — *cl*, avant-mur. — *cq*, corps uadrijumeaux.— *ec*, capsule externe. — *ic*, capsule interne. — *iR*, insula de Reil. — , pilier antérieur ou descendant (Meynert) du trigone. — *f'*, fibres ascendantes, ou de icq d'Azyr. — *fm*, fascicule de Meynert. — *fs*, scissure de Sylvius. — *nc*, noyau audé. — *nl*, noyau lenticulaire. — *or*, radiations optiques (Gratiolet). — *P*, pulvinar. — *p*, commissure postérieure.

poral. Non seulement on peut trouver alors de l'hémiopie, mais aussi l'hémiopie peut être persistante.

Voici une représentation[2] d'un cerveau dans les expériences de Brown et Schæfer. L'opération a consisté dans l'ablation du lobe emporal droit. Plus tard, la lésion s'est étendue en partie sur la surface inférieure du lobe occipital. A l'exception de cette lésion

loc. cit., p. 5). Les réactions cependant seraient complètement expliquées par la supposition que le pli courbe a des relations avec tout l'œil opposé.

[1] *Ph. Trans*, vol. II, 1884. Experiments XXVII et XXVIII.

[2] Figs 4_a 4_b *Phil. Trans.* 1888, B. 30, plate 49.

du lobe occipital, tout le reste de la zone visuelle était intact, cependant cet animal était complètement hémiopique. La conclusion est que la lésion a atteint toutes les radiations optiques, car autrement, d'après l'hypothèse de Schäfer, elle aurait causé une cécité seulement des portions inférieures de la rétine.

Il semble donc que l'incision de l'ablation du lobe occipital tracée le long de la scissure pariéto-occipitale externe est destinée à léser toutes les radiations optiques de la région occipito-angulaire qui émergent des noyaux primaires à ce niveau environ (voir *fig.* 8). A l'appui de ce que j'avance, je rapporte l'expérience suivante : j'expose l'extrémité inférieure de scissure pariéto-occipitale gauche, en plantant un conducteur à ce point entre la surface inférieure du lobe occipital et la tente, et je passe un stylet courbé le long de la rainure pour faire une incision transverse de peu de millimètres de profondeur à travers la région occipito-temporale. Comme résultat on eut une hémiopie, qui cependant se dissipa très rapidement au point qu'elle n'était plus nettement perceptible le troisième jour. Quinze jours après, on opéra de même la région occipito-temporale droite, l'incision, cette fois, fut faite juste devant l'extrémité inférieure de la scissure pariéto-occipitale. L'animal mourut un mois après la première opération. Pendant tout le temps qu'il survécut il resta absolument hémiopique vers la gauche dans toutes les parties du champ visuel. On trouva après la mort que l'incision était superficielle et non continue, interrompue dans la région du lobule lingual. Du côté droit, l'incision s'étendait à travers toute la région occipito-temporale et pénétrait de plusieurs millimètres dans la substance cérébrale divisant les fibres médullaires qui émergent de la région des centres optiques primaires.

Brown et Thompson[1] pensent que l'ablation du lobe occipital d'un côté produit de l'hémiopie du côté opposé toujours sans lésion du gyrus angulaire qu'ils excluent entièrement de la sphère visuelle. Ils donnent des détails sur un singe chez lequel on constate après ablation du lobe occipital gauche, une hémiopie droite, avec une hémianesthésie droite qui persistait encore le vingt-sixième jour après l'opération. Cent jours après la première opération, on enleva aussi le lobe occipital droit. Il s'ensuivit une cécité complète mais ils disent qu'après trois semaines l'animal recouvra la vision sur une certaine étendue vers la gauche. Ils pensent, mais ils ne donnent aucune preuve du fait, que probablement quelques fibres occipitales avaient été épargnées pendant la seconde opération. L'animal mourut de phthisie le deux cent trente-unième jour. A l'autopsie, on trouva que le lobe occipital entier avait été enlevé de chaque côté derrière les plis courbes, laissant une surface coupée nette. A quelque distance de cette surface, la pie-mère était

[1] *Op. cit.*

adhérente aux circonvolutions, mais on a noté qu'il n'y avait pas d'épaississement. Il est certain cependant que cette première lésion a dû s'étendre au delà du lobe occipital, à cause de l'hémianestésie qui ne se produit pas quand les lésions sortent localisées au lobe occipital ; et ce fait que l'ablation des lobes occipitaux, tels mêmes qu'ils ont été trouvés complètement extirpés, ne produit pas une perte totale de la vision, est démontré par le fait qu'ils rapportent eux-mêmes que l'animal pouvait toujours voir, quoique imparfaitement, d'un côté. Dans une autre expérience, ils trouvent que la destruction du pli courbe gauche ne produit aucun résultat avec l'exception d'une hémianesthésie droite avec un peu de paralysie du bras droit (!). Le dix-neuvième jour on fit une seconde opération, consistant dans l'incision de tout le lobe occipital droit. Elle fut suivie d'une hémiopie gauche qui persistait toujours quand leur mémoire fut écrit, dix-sept mois après l'opération. Ce sont là les seules opérations sur les singes que les auteurs ont rapportées. Lannegrace(*Op. cit.*), d'un autre côté, qui a fait de nombreuses expériences sur les lobes occipitaux et les gyri angulaires chez les singes, dit, d'accord avec mes résultats et ceux de Yeo, que la destruction du lobe occipital ne produit aucun trouble appréciable de la vision, tandis que la destruction des plis courbes produit une amblyopie croisée temporaire. Il rapporte deux cas de lésions successives des plis courbes. Dans un, la première lésion produit une amblyopie croisée qui dura quatre jours. La seconde lésion, cependant, ne produisit aucune altération appréciable. Dans l'autre, la première lésion produisit de nouveau de l'amblyopie croisée qui disparut en deux jours, tandis que la seconde donna lieu à une amblyopie durable. Ces résultats, semblables à ceux obtenus par Yeo et moi, dépendent sans aucun doute du degré de l'extirpation des plis courbes.

J'ai déjà dit que mes premières expériences, comme celles du professeur Yeo, montrent qu'une lésion destructive unilatérale de ce gyrus produit une cécité temporaire de l'œil opposé, et que la destruction bilatérale produit une cécité complète et durable dans les deux yeux. Comme ces résultats ont été beaucoup mis en doute, je dois insister sur leur précision. J'ai vérifié la présence d'une cécité complète de l'œil du côté opposé par la destruction du pli courbe gauche chez un animal qui a été dernièrement le sujet d'expérience. Chez cet animal j'ai d'abord énucléé l'œil gauche, pour exclure toute complication de ce côté. Après avoir enlevé le pli courbe gauche, l'animal, quoique en toute possession de tous ses sens et de sa puissance musculaire et d'autre part bien portant, était de toute évidence absolument aveugle. Il ne répondait à aucune des épreuves de la vision : il n'aurait bougé de son coin, mais poussé, il rampait aveuglément et misérablement. Cet état dura plusieurs heures, pendant lesquelles il était en observation. Le jour suivant, il y a des marques de vision, mais l'animal était devenu si prostré, le temps étant très froid, qu'il mourut avant qu'aucune autre observation exacte fût possible. Que des lésions du pli courbe puissent comprendre des radiations optiques, la chose est possible, mais ce résultat n'est point nécessaire et il ne pouvait pas entrer en ligne de compte pour la perte complète de la vision de l'œil du côté opposé. Les connexions entre les deux plis courbes rendent compte de la nature transitoire de l'amblyopie qui résulte de l'extirpation unilatérale et de ce fait que, comme dans un petit nombre de mes expériences où la destruction de ce lobe était complète d'un côté ou de l'autre, l'ablation ultérieure de l'autre lobe ne semble pas atteindre la vision ni d'un côté ni de l'autre. Quand, cependant, les plis courbes sont complètement détruits des deux côtés, l'animal, quoique complètement aveugle les trois ou quatre premiers jours, ne reste pas dans cet état d'une façon permanente sans jamais toutefois récupérer sa vision normale. Ce fait a été aussi confirmé par les recherches de Lannegrâce. A part les troubles de la vision, la destruction des plis courbes ne produit aucun autre symptôme ni moteur ni sensitif, il n'y a ni ptosis ni paralysie oculaire et la sensibilité de la conjonction est absolument normale.

Ces résultats, confirmés par les recherches de Horsley et de Schæfer, contredisent l'opinion de Munk que le pli courbe est le centre sensitif du globe oculaire, et on trouvera en examinant les données de Munk que les phénomènes qu'il regarde comme indiquant une perte de la sensibilité de l'œil sont en réalité dus à une perte de la vision. Ainsi il dit qu'après la destruction du pli courbe gauche l'approche du doigt de l'œil gauche produit invariablement un clignotement, tandis que la même menace à droite produit seulement le clignotement quand les paupières sont touchées. Ceci me semble une preuve de la sensibilité de l'œil et la non-perception du danger à distance. Il admet aussi l'absence de clignotement comme caractéristique de cécité, mais il dit que vu que l'animal ne pouvait pas être aveugle, le lobe occipital étant probablement intact, l'absence de clignotement pouvait être dû seulement à l'impuissance de l'écorce d'agir sur le sphincter palpébral! De plus il dit que lorsque le pli courbe a été détruit d'un côté et l'œil de ce côté fermé, l'animal manque les objets qu'on lui offre ou ceux qu'on jette devant lui surtout quand ils sont petits. C'est pour moi une preuve évidente d'amblyopie. Il dit aussi qu'après l'extirpation bilatérale du pli courbe chez les singes, « après une restitution incomplète » — phrase qui n'est pas très intelligible — ils sont incapables comme les singes normaux, de prendre, avec leurs doigts, délicatement les choses qu'on leur présente, mais les saisissent avec la main entière. C'est une preuve de plus de l'imperfection de la vision que j'ai décrite : manque de précision dans la préhension et tendance continuelle à mettre la main au delà des objets visés au lieu de les saisir de suite.

Schæfer[1] a aussi décrit les symptômes présentés par un singe chez lequel les deux plis courbes étaient détruits. Les premiers jours, l'animal paraissait tout à fait aveugle, mais la vision revint graduellement et avant peu elle fut assez bonne pour les objets éloignés. L'animal pouvait apparemment voir les petits objets, comme un raisin, à distance ; mais en se précipitant dessus, il présentait

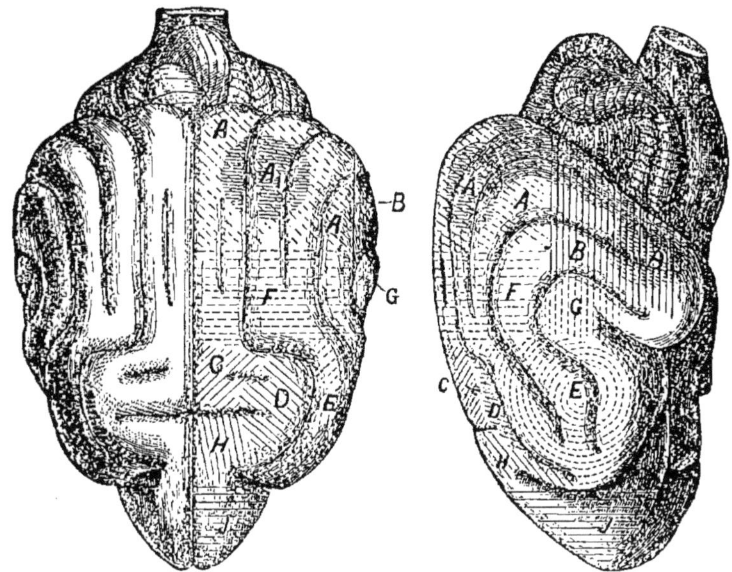

Fig. 14. — Centres corticaux du chien d'après Munk.

A, zone visuelle. — *B*, zone auditive, c'est-à-dire la zone de sensibilité tactile (Pühls-ıüre). — *D*. membre antérieur. — *C*, membre postérieur. — *E*, zone de la tête. — ', région de l'œil. — *G*, région de l'oreille. — *H*, région du cou. — *S*. région du onc.

ıne certaine difficulté pour le prendre. Schœfer pense que ce dernier fait est dû à l'absence de la vision dans les portions antéroıpérieures et latérales de la rétine. J'ai dernièrement cherché vec soin l'état de la vision chez un singe chez lequel j'avais étruit complètement les deux plis courbes. Il n'y avait aucun tosis, les mouvements des yeux étaient normaux, les réflexes conınctivaux conservés, la sensibilité était intacte partout, la force ıusculaire conservée, mais pendant quatre jours enfin l'animal ıt absolument aveugle. Alors, poussé à bouger, il courait contre ıus les obstacles sur son passage, ne faisait pas attention aux meıaces, ne pouvait pas trouver sa nourriture, excepté en tâtonnant,

[1] *Brain*, July, 88, p. 159.

et paraissait insensible à un jet de lumière projeté à ses yeux. Le cinquième jour on trouva des preuves du retour de la vision. Il ne frappait plus sa tête contre les obstacles maintenant, il ne marchait pas au delà du bord de la table, il montrait des signes de perception quand on lui projetait de la lumière sur les yeux, et parfois il semblait clignoter quand on le menaçait. La vision s'améliora graduellement, mais elle resta imparfaite, surtout pour les petits objets qu'il saisissait rarement avec précision, les saisissant avec toute la main et tombant en deçà ou au delà ou de côté. Il paraissait voir les objets tenus en haut, en bas et de chaque côté mieux que ceux placés en face de ses yeux. Six semaines après l'opération, mon collègue, le professeur Mac Hardy, examina l'animal qui était très docile avec moi, essayant toutes les portions du champ visuel avec des morceaux de pommes suspendus à des fils délicats. On en conclut que la vision était meilleure sur toute la périphérie que sur le centre. Les objets tenus directement devant les yeux et à une petite distance, n'étaient pas bien vus et ne furent jamais saisis avec précision. Même état pendant trois mois après l'opération; on fit de temps à autre les mêmes essais avec les mêmes résultats. J'ai remarqué que l'animal quand il examinait un objet le tenait toujours le bras allongé, éloigné de ses yeux. Les faits observés chez cet animal auraient été mieux expliqués par un trouble ou une perte de la vision centrale ; car on sait bien que lorsque la vision centrale est perdue ou affaiblie chez un homme les objets sont mieux vus à distance que de près et moins distinctement lorsque les yeux sont tournés directement vers eux. C'est précisément ce que l'on observe chez cet animal. La perte de la vision centrale rendait compte de ce fait, noté par Schæfer chez son animal, que les objets étaient mieux vus à distance que de près et que l'animal de Munk ne pouvait jamais placer ses doigts avec précision sur les petits objets placés directement devant ses yeux. Il n'y avait aucune preuve, au contraire, que les portions supérieures de la rétine étaient moins sensibles que les portions latérales et inférieures. Il me semblait donc que les symptômes résultant de la destruction bilatérale du pli courbe, que nous avons décrits moi, Munk et Schæfer sont mieux expliqués par la supposition que les plis courbes sont plus particulièrement en relations avec le centre de la vision distincte et par suite avec les maculæ fateæ. Les faits pathologiques chez l'homme nous obligent à supposer que la région de la tache jaune est représentée dans chaque hémisphère quoique plus dans l'hémisphère opposé que dans l'hémisphère du même côté et probablement le centre de la vision claire est représenté principalement dans le pli courbe de l'hémisphère opposé.

Les relations rétiniennes des centres visuels ne peuvent pas être expliquées par une simple division du champ rétinien en moitiés correspondantes projetées sur le côté correspondant de chaque hémisphère par une lésion unilatérale du pli courbe, produit une cécité temporaire ou une amblyopie du côté opposé, tandis qu'une lésion bilatérale produit un affaiblissement durable de l'acuité visuelle des deux yeux [1]. Des résultats de mes expériences semblent démontrer que chaque pli courbe a des rapports avec les deux yeux. — L'action croisée est cependant la seule qui soit démontrable chez les animaux inférieurs, mais cela n'exclut pas la possibilité de quelques trouble de la vision du même côté non perceptible avec les moyens d'investigation qui leur sont applicables. Il est ceitain que, chez l'homme, les affections des centres visuels produisent parfois l'amblyopie croisée et non de l'hémiopie homonyme. — Non seulement c'est la caratéristique des troubles visuels notés dans l'hemianesthésie hystérique, dont la pathologie est obscure, mais on l'a aussi noté dans des cas de maladie organique, — Ordinairement avec la cécité ou un grand affaiblissement de la vue du côté opposé, il y a eu un certain degré de contraction du champ visuel du même côté. — J'ai moi-même relaté plusieurs cas semblables [2] et Gowers [3] en a vu aussi; Sharkey [4] a publié un cas semblable très bien observé. L'autopsie a montré un ramollissement avec résorption d'une zone considérable de l'hémisphère opposé comprenant le pli courbé. Le lobe occipital était intact et nullement diminué de volume par rapport au premier.

Un signe distinctif entre l'hémiopie d'origine centrale et celle d'origine périphérique a été supposé par Wilbrand (*Op. cit.*) et démontré par Weinick et Seguin qui consiste à déterminer si un pinceau de lumière jeté sur le coté aveugle de la rétine produit la contraction de la pupille ou non. Comme le tractus optique est le passage des fibres qui excitent la contraction pupillaire à travers les centres oculo-moteurs et de celles qui excitent les sensations visuelles dans l'écorce, la lésion du tractus optique causera non seulement l'hémiopie mais aussi la paralysie de la réaction reflexe de la pupille à la lumière ; tandis que la lésion des centres corticaux cause l'hémiopie, mais laisse intacte la réaction pupillaire.

Mais ce signe demande un grand soin dans son application, car il est difficile de projeter des rayons lumineux entièrement sur le côté aveugle. Dans un cas, récemment dans mon service, au King'

[1] Ceci s'accorde avec l'hypothèse de Gowers que « sur la surface extérieure au-devant du lobe occipital, il y avait un centre visuel plus élevé dans lequel la moitié des champs visuels sont combinés et tout champ opposé est représenté. » *Diseases of nervous system.*, vol. II, p. 19.

[2] *Cerebral amblyopia and hemiopia. Brain*, vol. III, p. 456.

[3] *Diseases of the nervous System*, p. 19.

[4] *Medico-chirurgical Transactions*, vol. XVIII, 1884.

Collège Hospital [1], dans lequel la ligne de séparation passait par

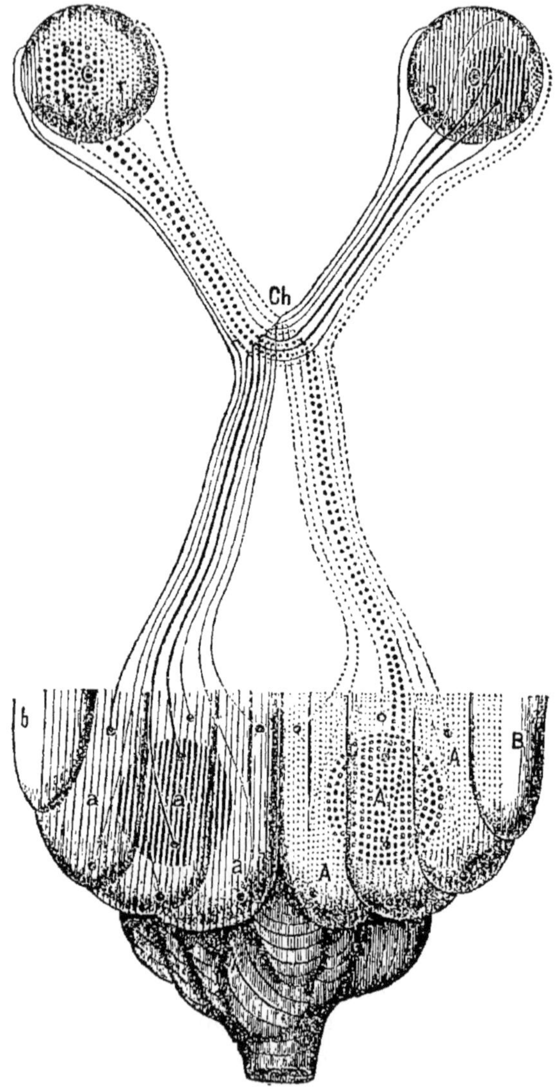

Fig. 15. — Rapports des yeux avec la zone visuelle chez le chien (d'après Munk).

le point central qui fut examiné avec grand soin à ce point de vue par le professeur Mac Hardy et moi-même, on n'obtint pas la

[1] Le malade était un homme de trente-neuf ans. Deux ans auparavant il avait contracté la syphilis et au moment de son entrée il avait un

réaction pupillaire, comme d'habitude, quand le pinceau de lumière fut projeté vers le côté droit de la rétine, tandis qu'on l'obtenait par la projection sur le côté gauche de la rétine. Ces faits pourraient confirmer l'hypothèse que c'était un fait d'hémiopie dû à une lésion du tractus.

J'ai récemment vérifié la réaction pupillaire hémiopique chez deux singes chez lesquels j'ai accidentellement blessé le tractus optique en faisant des lésions du lobe temporal. Le résultat dans les deux cas fut une hémiopie du côté opposé. Dans les deux cas le tractus optique gauche fut divisé et dans les deux avec une hémiopie droite, il y avait une absence de réaction pupillaire quand un fin réseau de lumière électrique était projeté sur la moitié gauche de chaque rétine tandis que la réaction avait lieu quand la lumière était projetée sur la moitié droite. Chez le singe et chez l'homme dans plusieurs cas d'hémiopie dépendant des lésions de l'hémisphère, j'ai vu la réaction pupillaire égale quelque fut le côté éclairé. — Il n'y a aucun doute que chez le singe comme chez l'homme, il y a décussation dans le chiasma. Michel, dans sa monographie assez récente [1] maintient toujours le contraire, en se basant sur des recherches microscopiques; mais ses résultats ont été attribués par Singer et Munzer [2] à l'imperfection des méthodes d'examens.

Quant à la pathologie de l'amblyopie croisée par lésion du pli courbe chez le singe, comme les cas semblables chez l'homme, je ferai allusion à l'hypnothèse émise par Lannegrâce. Lannegrâce regarde le globe oculaire comme innervé par deux faisceaux de fibres, sensorielles ou optiques propres, et sensitives dans la dépendance desquelles se trouve la nutrition de l'œil. Les sensorielles ou optiques subissent la décussation dans le chiasma et se rendent au lobe occipital ; les sensitives subissent la décussation dans le pont et s'appliquent aux fibres postérieures de la capsule interne; elles se distribuent principalement au pli courbe. Les lésions des fibres sensorielles produisent l'amblyopie et des troubles sensitifs dans l'œil. Un pareil résultat se produit dans les lésions du pli courbe et tient sous sa dépense les changements qui se produisent dans la nutrition de l'œil. Cette hypothèse demanderait que dans

ulcère tertiaire du voile du palais. Il avait des tressaillements du côté droit de la face avec un affaiblissement et un engourdissement du côté gauche. Le serrement de la main gauche était faible et il y avait une perte de la flexion dorsale du pied gauche. Il se déviait à droite. On le trouva absolument hémiopique vers le côté gauche et un examen périmétrique fait avec soin par le professeur Mac Hardy démontra que la ligne de division passait exactement par le point de fixation.

[1] *Ueber Sehnerven Degeneration und Kreuzung*, 1887.

[2] *Beitrage zur kenntniss Sehnervenkrenzung*, 1889.

tous les cas d'amblyopie par lésion cérébrale il y ait intégrité de la sensibilité du globe de l'œil. Mais ce n'est certainement pas le cas; car, quoique l'amblyopie hystérique est aussi bien une affection de la sensibilité que sensorielle, il n'en est pas ainsi dans l'amblyopie consécutive à la destruction du gyrus angulaire. Quoique les affections de la cinquième paire, qui cause la perte ou un trouble de la sensibilité de l'œil, fréquemment amène aussi des désordres trophiques de l'œil, cependant ce n'est pas une chose nécessaire; et même quand l'œil est absolument anesthésique, si aucun trouble trophique ne survient, la vision n'est nullement atteinte. Comme preuve je m'en rapporterai à deux cas (cas I et cas III) cités par Hutchinson dans les *Ophthalmic Hospital Reports*, vol. IV, 1863-65. La sensibilité produite par la cocaïne n'atteint pas non plus l'acuité visuelle de l'œil.

Ces faits me semblent des objections fatales pour l'hypothèse de Lannegrâce, et je dis que la seule hypothèse qui semble concorder avec tous les faits est que les plis courbes sont plus particulièrement les centres de la vision claire, chacun surtout pour l'œil du côté opposé. Que les autres régions de la rétine supérieure, inférieure externe et interne soient spécialement représentés dans des régions correspondantes du lobe occipital, suivant les hypothèses de Munk et de Schæffer. On ne saurait dire aujourd'hui que la chose soit bien prouvée; car même après la destruction la plus grande des lobes occipitaux, aucune partie de la rétine ne paraît absolument aveugle; d'où, même si nous admettons que les faits de l'irritation indiquent probablement une relation spéciale des différentes portions du champ visuel avec certaines portions de l'écorce occipitale, cette relation, autant que nous pouvons le juger par les faits pathologiques et expérimentaux, ne paraît pas être exclusive.

Il est vrai que chez l'homme, nous trouvons quelquefois, au lieu d'une hémiopie générale, des défauts de la vision partielle en quadrant, en secteur dans les moitiés supérieures ou inférieures du champ visuel. Cependant, ce sont des cas d'hémiopie très incomplète et peu durable comme dans le cas que je vous montre dans lequel on peut voir un îlot d'acuité visuelle subnormale dans la moitié affectée. La pathogénie de ces troubles visuels en forme de secteurs est un sujet de conjectures. On n'a pas trouvé d'une façon concluante leur rapport avec des lésions d'une portion particulière de l'écorce, et l'hypothèse la plus probable est qu'ils dépendent plutôt des lésions partielles des radiations optiques plutôt que des centres eux-mêmes. C'était sans aucun doute là la pathologie dans le cas auquel j'ai fait allusion tout à l'heure, car ce trouble arriva chez un malade qui a eu une soudaine attaque d'hémiplégie avec hémianesthésie et quelque trouble de la parole.

Il est douteux qu'on ait publié des cas de lésions strictement corticales du lobe occipital accompagé d'hémiopie sans participation directe ou indirecte des radiations optiques. Dans la plupart des cas d'hémiopie qui ont été examinés après la mort, dans lesquels les tractus optiques, les optic thalami ou les corps géniculés n'ont pas été évidemment lésés, on a trouvé des lésions dans les fibres médullaires de la région postérieure vaguement ou sans raison dénommés lobe occipital; or, si l'écorce a été gravement atteinte, les lésions ont été multiples et diffuses et non confinées dans la région occipitale. Et en plus de l'hémiopie, il y a eu de l'hémianesthésie, de l'hémiplégie, de l'aphasie et d'autres symptômes dus aux lésions des tractus cérébraux et des centres dépassant la région occipitale.

Sous ma direction, mon ami et élève le Dr Ewens a réuni et analysé la majorité des cas sinon tous d'hémiopie avec autopsies, avec lésions cérébrales telles qu'elles n'ont pas certainement compris d'autres régions. — De ces 41 cas d'hémiopie, 15 étaient dus à des lésions de la région occipito-angulaire, 2 à des lésions des circonvolutions angulaires et supra-marginale seulement, 15 décrits comme lésions du lobe occipital seul. — De ces 15, il n'y en avait que 2 (cas de Hun[1] et de Doyne[2]) dans lesquels il n'y avait ni tumeur, ni kyste, ni abcès, ni ramollissement de la substance médullaire de la région occipitale, ni une autre lésion atteignant le thalamus optique; et dans un de ces cas, celui de Doyne, le siège de la lésion n'est pas décrit avec grand soin.

Dans les autres cas, les lésions étaient diffuses, 6 des lésions de la région occipito-temporale, 3 des lésions des circonvolutions occipitales, temporales et pariétales ensemble, le pli courbe étant atteint dans tous ces cas.

Par suite de la fréquence relative avec laquelle on a trouvé l'hémiopie associée avec des lésions du coin et de son voisinage, Seguin[3] et Nothnagel[4] pense que cette portion du lobe occipital a une relation spéciale avec la perception visuelle; tandis que Wilbrand pense que le centre visuel est plus spécialement dans la pointe occipitale. Ces hypothèses s'appuient sur des recherches expérimentales. Il est probable que l'apparente relation entre les lésions du coin et l'hémiopie est due à la tendance spéciale de cette région à être affectée par les troubles vasculaires coïncident avec des lésions, des radiations optiques de la région temporo-occipitale. Dans le cas de Séguin[5], qu'il cite à l'appui de son hypothèse, non seulement le coin était atteint mais aussi la quatrième et la cinquième circonvolution temporale et une partie du gyrus de l'hypo-

[1] *Amer. Journ. Med. Science*, 1887, cas I.

[2] *Ophthal. Soc.* Nov. 14, 1889.

[3] *The journal of Nervous and Mental Diseases*, vol. XIII, janvier 86.

[4] *Neurol. Centralblatt*, 1887, p. 213.

[5] *Op. cit.*

campe[1]. On a aussi publié des cas où des lésions non seulement unilatérales mais bilatérales ont été trouvées dans les lobes occipitaux sans aucun trouble visuel d'aucune sorte.

Des lésions irritatives du pli courbe donnent parfois lieu à des illusions optiques ou à des éclairs suivis d'amblyopie temporaire, comme dans le cas de Hughes Chennette[2], pendant que des lésions destructives du pli courbe plus particulièrement dans l'hémisphère gauche sont généralement associés avec la forme spéciale d'aphasie sensorielle appelée « cecité verbale » (Kussmaul). La cécité verbale ne s'accompagne pas forcément de trouble notable des sensations visuelles, quoique dans quelques cas où la lésion de la région occipito-angulaire était plus étendus il y avait un degré plus ou moins grand d'hémiopie droite.

D'un autre côté, l'hémiopie droite pure ne s'accompagne pas forcément de troubles dans l'idéation visuelle. Ce serait là un argument contre sa nature corticale. Ce fait, que l'idéation visuelle plus particulièrement en rapport avec l'association des symboles écrits et de leur signification est capable de recevoir plus qu'une simple perception, me semble être un exemple des lois de l'évolution et de la dissolution des centres nerveux qui ont été si habilement exposées par Hughlings Jackson dans ses « Croonian Lectures » faites ici même il y a quelques années (1884). De même que l'évolution se fait du plus simple et du plus stable au plus complexe et au moins stable, de même le processus destructif annihile d'abord les manifestations fonctionnelles les plus élevées et en dernier lieu les manifestations fonctionnelles les moins élevées. Les fonctions des centres visuels, en rapport avec la simple sensation visuelle ou la simple représentation, sont plus stables que celles qui comprennent l'idéation visuelle ou la représentation, et en particulier que les processus si habilement spécialisés et si complexes de l'association entre les symboles visuels et les choses signifiées. Donc, une lésion de la zone de la vision la plus claire peut paralyser l'idéation visuelle, tandis que la simple représentation visuelle peut être intacte. Pour qu'elle soit aussi abolie entièrement, il faut que toute trace du centre donné soit enlevée. En d'autres termes, on

[1] Depuis la rédaction de cette leçon, un cas a été publié par Delepine (*Trans. Path. Soc. Lond. May.*, 20-90) dans lequel une hémiopie droite était associée à un ramollissement du coin gauche. Dans ce cas, cependant, il y avait une lésion artérielle généralisée et il y avait beaucoup de points circonscrits de ramollissement dans le cerveau. En particulier, il y avait une petite zone qui avait détruit la plus grande partie de la circonvolution occipitale moyenne. Ce cas est donc trop complexe pour permettre des conclusions exactes sur les rapports de l'hémiopie et les lésions du coin en particulier.

[2] *Excessive Sensory, Cortical Discharges and their Effects.* (*Lancet*, 30 mars et 16 avril 1889.)

rencontrera plus souvent la cécité de l'idéation que la cécité de représentation, et la première plus souvent dans ces modes de manifestation plus spécialisées.

Pour les centres visuels des vertèbres inférieurs, je ne puis pas citer beaucoup de mes observations et de mes expériences. Le centre visuel des chiens a été l'objet principal des recherches physiologiques. Hitzig[1], le premier, a noté la cécité de l'œil opposé par la destruction de la région occipitale chez les chiens, et en 1881 Goltz décrivit un trouble de la vision à la suite de lésions destructives de l'hémisphère cérébral opposé, qu'il ne rapporte pas cependant spécialement au lobe occipital, rapport qu'il a admis plus récemment. Le trouble en question était, à son avis, non pas une cécité complète, mais une impossibilité pour l'animal à comprendre et à interpréter ce qu'il voyait. Il a donné à cet état le nom de hirnsehschwäche ou amblyopie cérébrale. Elle était entièrement croisée et affectait seulement l'œil du côté opposé à la lésion. Munk, dans ses premières expériences, arrivait essentiellement à la même conclusion : que le trouble de la vision, résultant d'une lésion au point A, fig. 14, n'avait lieu seulement dans l'œil opposé. Dalton[2] a aussi trouvé l'œil opposé aveugle, et d'après toute apparence d'une façon permanente quand l'écorce était détruite dans la région de la division postérieure de la seconde circonvolution externe qu'il appelle la circonvolution angulaire. Luciani et Tamburini, d'un autre côté, trouvent que la destruction de la seconde circonvolution externe, plus particulièrement sa portion médiane ou pariétale, produit une cécité de l'œil opposé et un certain degré d'amblyopie de l'œil du même côté. Les autres expériences de Munk cependant, comme celles de Lœb[3] et de Goltz[4], et aussi les dernières expériences de Luciani[5], semblent démontrer que, quoique chez les chiens le centre visuel est principalement en relations avec l'œil opposé, il est aussi en relation avec le quart externe de l'œil du même côté. Donc, la destruction du centre visuel dans un hémisphère paralyse les trois quarts internes de la rétine opposée et le quart externe de la rétine du même côté. Cet état, après tout supportable, est celui d'un hémiopique homonyme vers le côté opposé : le trouble dans l'œil opposé étant beaucoup plus considérable que dans l'œil du même côté. Mais les faits rapportés par Luciani et Tamburini indiquent que, pour un peu de temps seulement, après la destruction de la portion moyenne de la deuxième circonvolution

[1] *Centralblatt f. med. Wissenschaften*, 1874.

[2] *Centres of Vision in the cerebral hemispheres.* (*Med. Record*, 1881.)

[3] *Pfluger's Archiv*, 1881.

[4] *Pflüger's Archiv*, p. 459.

[5] *Sensorial Localisations in the Cortex cerebri.* (*Brain*, vol. VII, 1885, p. 145.)

externe, il y a une cécité dans l'œil opposé [1]. Et Goltz remarque qu'il ne pense pas que ces premières conclusions étaient dues à un défaut d'observation, mais qu'il y avait probablement une différence dans ses procédés d'opération. Il paraît cependant que nous avons ici les mêmes rapports que chez les singes, et que, pour un moment au moins, après la complète extirpation de la sphère visuelle, il y a une cécité complète de l'œil opposé, c'est ce que confirment les expériences récentes de Bechterew [2]. Il trouve que chez les chiens et les chats il y a deux centres dans l'écorce en rapport avec la vision : l'un dans la région occipito-pariétale, en rapport avec les deux moitiés correspondantes des deux rétines, et l'autre plus spécialement dans la région pariétale, en rapport avec l'œil du côté opposé seul. La lésion du premier produit l'hémiopie homonyme; la lésion du dernier, généralement se produisant avec celle du premier, produit avec l'hémiopie l'amblyopie de l'œil opposé par la paralysie du centre de la vision claire. Cette affection combinée fait généralement place après un certain temps à de l'hémiopie homonyme; or, au contraire, l'hémiopie disparaît et l'amblyopie croisée reste. Les conclusions de Bechterew expliquent entre autres les résultats obtenus par Gilman, Thompson et Sanger-Brown [3], qui paraissent tout à fait en désaccord avec ceux de Munk, Goltz et beaucoup d'autres physiologistes. Car ils trouvèrent que les lésions, d'une étendue et d'une profondeur suffisantes, dans la partie postérieure de la région occipitale chez les chats et les chiens, produisent invariablement une cécité de l'œil opposé, sans aucun trouble de la vision de l'œil du même côté. Ces auteurs, cependant, semblent penser que l'étendue de la sphère visuelle est plutôt une affaire de capacité que de localisation minutieuse anatomique, car ils disent que, pour que la cécité soit permanente, il faut enlever chez les chats entre 2^{cc},5 et 3 centimètres cubes de substance cérébrale et entre 4^{cc},5 et 6 centimètres cubes chez les chiens. Pour rendre la cécité permanente, l'incision doit avoir au moins 5 millimètres de profondeur et 2 centimètres de diamètre chez les chats, et 1 centimètre de profondeur et 3 centimètres de diamètre chez les chiens, et doit embrasser au moins deux circonvolutions. De petites lésions produisent une cécité complète de l'œil opposé durant d'un à deux jours à six semaines. Ils concluent de leurs expériences que chez les chats et les chiens, il y a une décussation complète des nerfs optiques dans le chiasma. Ceci est contraire aux recherches de Von Gudden [4], qui montrent que chez les chats et les chiens il y a une décursation partielle des tractu-

[1] *Op. cit.*

[2] Extrait du *Neurol. Centralblatt.* April 1890.

[3] *Researches of the Loomis Laboratory*, 1890.

[4] *Archives f. Ophthalmologie*, 1874. Band. 20.

optiques, et Nicati[1] a trouvé expérimentalement que la division du chiasma dans le diamètre antéro-postérieur ou sagittal ne produisait une perte complète de la vision dans aucun œil. Les récentes recherches de Singer et Munger, auquel nous avons déjà fait allusion, indiquent qu'il n'y a qu'une décursation partielle dans le chiasma des chats, des chiens et des lapins.

La limite exacte de la sphère visuelle chez les chiens est toujours controversée, mais toutes les expériences sont d'accord pour comprendre dans cette zone la moitié postérieure de la seconde circonvolution externe. — C'est cette circonvolution qui par ses réactions électriques correspond chez le singe au pli courbe et au lobe occipital. Le centre visuel décrit par Munk est représenté dans la *figure* 15. Au point A, situé principalement dans la portion postérieure de la deuxième circonvolution externe de l'œil, il place le centre de la vision claire (macula lutea) du côté opposé. La portion moyenne de la zone visuelle avoisinant la faux est le centre de la moitié interne, la portion antérieure le centre de la moitié supérieure et la portion postérieure, la moitié postérieure, de la rétine opposée. Il considère la portion latérale comme le centre pour le quart externe de l'œil du même côté. Il établit que la destruction de chaque portion produit la cécité dans la région correspondante de l'œil du côté opposé ou du même côté, et que c'est seulement par une fixation anormale de l'œil ou par l'habitude que l'animal peut éviter les troubles qui en résultent.

Munk décrit comme les effets de l'extirpation d'une zone circulaire de l'écorce dans la région A, mesurant à peu près 15 millimètres de diamètre et 2 millimètres d'épaisseur, un état de la vue ou de la perception visuelle semblable à celui déjà décrit par Goltz, L'animal n'est pas aveugle, puisqu'il peut éviter les obstacles, mais il semble avoir perdu toute idéation visuelle. A cette affection, il donne le nom de Seelenblindheit, ou cécité physique, en opposition à la Rindenblindheit ou cécité corticale, qui comprend la perte totale de la vision et de l'idéation visuelle. Comme explication il dit, ce qui me paraît être une hypothèse un peu informe, que l'extirpation de la région en question a enlevé toutes les images visuelles qui sont emmagasinées dans ce lieu et autour et que c'est seulement par éducation que l'animal peut de nouveau réemmagasiner des figures visuelles, nouvelles dans la partie du centre non détruite. Quelques images cependant moins fragiles que d'autres peuvent échapper à la destruction générale de cette lésion iconoclastique. Dans un cas, c'est celle du plat dans lequel l'animal a été habitué à boire, dans un autre, c'est le signe de donner la patte auquel l'animal a été habitué à obéir.

Goltz a critiqué cette hypothèse dans ces termes amusants :

[1] *Archiv. de physiologie*, 2e série, t. V, 1878.

« Une portion considérable de l'écorce du lobe occipital, est décrite comme centre visuel par Munk. Mais, de beaucoup, la plus grande partie de ce centre est pour lui du luxe. Les « images de la mémoire » (Erinnerzungs bilder) de la perception visuelle sont pressées ensemble comme les moutons dans un orage dans un petit endroit qui occupe seulement les deux septièmes de tout le centre visuel. Quand ce petit endroit qui, correspondant à la macula lutea de la rétine humaine est détruit des deux côtés, l'animal est d'abord aveugle, et apprend seulement graduellement à voir comme un petit chien à l'aide du reste de sa sphère visuelle. Cinq septièmes de la sphère visuelle, une large portion de l'écorce, semblent placés là pour que si un chien tombé dans les mains d'un physiologiste il puisse de nouveau apprendre à voir, quand on lui a coupé toutes les images visuelles. Tous les chiens qui échappent à ce sort, et depuis la création ils doivent être nombreux, portent toute leur vie les cinq septièmes de leur sphère visuelle, comme un champ inculte. Quelle chose étonnante que les hypothèses [1] ! »

Même si les différentes portions de la rétine étaient représentées dans les régions indiquées du centre visuel, il est peu probable qu'elles pourraient être déterminées avec certitude, excepté par des recherches périmétriques exactes, qui sont naturellement impossibles chez les animaux inférieurs. La difficulté de pareilles recherches chez les animaux, est démontrée par l'histoire des expériences de Munk, chez les lapins [2]. — « J'ai enfin pensé que je pourrais déterminer avec quel œil le lapin voit mieux et avec lequel il voit moins bien. En cela cependant, je me suis trompé, parce qu'il m'est arrivé parfois, que là où par mes essais j'avais pensé que le trouble le plus grand de la vision était dans l'œil gauche, l'autopsie révéle le fait que le tractus gauche et le nerf optique droit étaient plus atrophiés que le tractus droit, et le nerf optique gauche. »

Loeb, après une série d'expériences soigneuses, dit qu'il n'y a aucun fondement pour admettre les idées de Munk, que les segments de la rétine sont en rapport avec des points spéciaux du centre visuel. Quand un trouble de la vision se produit par lésion du lobe postérieur, il y a toujours la même hémiopie ou semiamblyopie, quelle que soit la portion du centre atteint. La portion latérale du lobe n'est pas en relation spéciale avec le centre extrême de l'œil du même côté, ni aucune partie n'est pas plus en rapport avec une portion de la rétine qu'une autre. En particulier, la vision centrale est celle qui est la moins affectée dans tous les cas

[1] *Op. cit.*, p. 175.

[2] *Sitzungsberichte Aksed d. Wissenach, zu Berlin*, vol. XXXI, 20 juin 1889, p. 631.

que la lésion du centre visuel, soit uni ou bi-latérale. Il n'y a jamais aucune situation excentrique ou anormale du globe oculaire, quand les régions spéciales indiquées par Munk sont détruites, comme cela se produirait nécessairement si les portions correspondantes étaient paralysés et le retour de la vision, après des lésions partielles du centre visuel, n'est pas dû à la pratique, ni à l'acquisition d'une nouvelle expérience visuelle, car la guérison se produit quand l'animal est placé absolument dans l'obscurité et ainsi mis dans l'impossibilité d'exercer ses facultés visuelles.

Chez les lapins, le centre visuel, suivant l'homologie des réactions électriques, occuperait la région pariéto-occipitale de l'hémisphère. Les limites exactes de la sphère visuelle chez ces animaux ne paraissent pas avoir été déterminées exactement par aucun observateur; quoique certaines expériences de Mœli[1] indiquent les lésions de la région indiquée comme produisant au moins la cécité temporaire de l'œil opposé. On a supposé que chez cet animal, il y avait une décussation complète des tractus optiques dans le chiasma d'autant que les expériences de Brown-Séquard ont montré que la section sagittale du chiasma produit une perte complète de la vision des deux yeux. La décussation totale dans le chiasma du lapin était encore supposable dans les récentes recherches de Van Gudden, qui trouva qu'après l'énucléation d'un œil le tractus optique opposé était seulement atrophié[2]. Mais dans ses dernières recherches il conclut qu'un petit faisceau de fibres non croisées ou directes existe aussi dans le tractus optique de cet animal, comme chez les vertébrés plus élevés. — Singer et Munzer pensent aussi qu'il y a une décussation partielle chez le lapin, mais le faisceau non croisé ne se présente pas comme une bande séparée, mais les fibres sont plus ou moins éparpillées dans le tractus optique. Chez la souris et le cochon d'Inde, cependant, la décussation est complète. — La décussation partielle du tractus optique dans le chiasma est en faveur de cette opinion que chez le lapin aussi les deux yeux sont plus ou moins en rapport avec chaque centre visuel; certaines expériences de Munk viennent à l'appui. — Ce point demande cependant d'autres recherches.

Chez les pigeons et les oiseaux en général, la région homologue au centre visuel des animaux supérieurs occupe la partie pariéto-postérieure de l'hémisphère où elle forme une petite bande au-dessus du corps strié. Mc Kendrick[3] a trouvé que la destruction de cette région produit la cécité dans l'œil opposé; tandis que l'ablation de la partie antérieure ni l'abblation de l'extrémité

[1] *Archiv. de physiologie*, 1871-72 : Sur les communications de la rétine avec l'encéphale.

[2] *Archiv. f. Ophthalmologie*. Bd. 20, 1874.

[3] *Trans. roy. Soc. Edinburgh*, janvier 1873.

postérieure de l'hémisphère n'ont aucun effet sur la vision. De pareils résultats ont été obtenus par Jastrowitz [1] et Musechold [2]. — Blascko, cependant a trouvé que la vision ne semblait pas entièrement abolie dans l'œil opposé par la destruction de l'écorce dans la région indiquée, et Munk conclut que quoique la vision semble d'abord abolie entièrement dans l'œil opposé, cependant après un certain temps, elle réapparaît dans les portions extrêmes latérales ou externes de la rétine.

On dit généralement qu'il y a une complète décussation des tractus optiques dans le chiasma chez les pigeons, mais von Gudden exprime quelque doute sur ce sujet. Singer et Münzer cependant croient qu'il y a une décussation complète chez le pigeon. Munk cite en faveur de ses conclusions certaines observations de Müller qui montrent que dans la rétine du pigeon il y a en plus de la fovea centralis, une autre fovea située plus près de la région temporale de la rétine. Ces foveas externes servent à la vision binoculaire, les centrales à la vision monoculaire. Des recherches ophthalmoscopiques de Hirschberg confirment ces faits.

Il m'a semblé que si aucun oiseau possède une vision binoculaire c'était le hibou dont les yeux sont placés presque sur le même plan. Pour élucider cette question, j'ai récemment extirpé complètement l'hémisphère droit d'un hibou. L'œil droit fut alors fermé. Le hibou réagit très bien à tous les excitants visuels, et se tient en éveil à tous les mouvements qui viennent dans son champ visuel. Cet oiseau cependant, dix jours au moins, restait parfaitement indifférent à la lumière électrique projetée sur son œil, à toutes les menaces, et mis en mouvement il volait en aveugle contre tous les obstacles sur sa route. Au bout de ce temps, il y eut des signes de vision, mais qu'on trouva dus à une fermeture incomplète de l'œil droit. Pour s'assurer si le centre visuel de l'hémisphère gauche était intact, l'œil droit fut complètement ouvert. Ceci a eu pour résultat le retour de la vision de l'animal pour ce qui était de l'œil droit, mais aucune indication de vision ne put être obtenue de l'œil gauche. L'oiseau put poursuivre et enfin atteindre une souris introduite dans sa cage, quoique la souris s'échappât de temps à autre en gagnant la gauche du hibou. On enleva l'œil droit. Alors il devint rapidement évident que l'animal n'était pas entièrement aveugle, mais il pouvait voir vers la droite avec la portion externe de son œil gauche. Il clignait aux menaces faites sur sa droite, il venait au-devant et prenait les morceaux de viande qu'on lui tendait de ce côté, mais il ne visait pas toujours exactement. Cependant il poursuivit à travers sa cage et finalement, après beaucoup

[1] *Archiv. f. Psychiatrie.* Bd. VI, 1876.

[2] *Das Sehcentrum bei Tauben*, August., 1878.

de peine, attrapa une souris qu'il dévora en entier. Il n'existe donc aucun doute sur les rapports binoculaires de chaque hémisphère chez le hibou. Cependant Michel, comme Singer et Münzer, dit qu'il y a une totale décussation des tractus optiques dans cet oiseau. Si le fait est exact il s'ensuit que la décussation totale n'est pas incompatible avec la représentation binoculaire dans chaque hémisphère.

Mes propres expériences, comme celles de Munk, Horsley et Schæffer, montrent que quand les lésions sont strictement limitées à la sphère visuelle, la vision seule est affectée ou abolie sans aucune complication des autres formes de sensibilité spéciale ou générale et absolument sans aucune paralysie motrice. Les résultats contraires obtenus par quelques auteurs sont sous la dépendance de lésions primaires ou secondaires des autres centres ou tractus sensoriels ou moteurs. Dans les expériences de Goltz, les troubles de la vision à la suite de lésions des régions occipitales paraissent avoir été presque invariablement associés avec d'autres formes de troubles sensitifs, mais la façon dont il produisait ses lésions n'a pas été suffisamment définie pour pouvoir exclure toute participation des tractus sensitifs de la capsule interne ou d'autres régions sensorielles de l'écorce. La question de savoir si, après la destruction de toute la sphère visuelle chez les animaux supérieurs, homme ou singe, aucune réaction des impressions rétiniennes excepté celle de la pupille ne se produit, comme cela a été contesté par Goltz chez les chiens et par Luciani et Tamburini et Lannegrâce même chez les singes, n'a pu être contrôlée cliniquement ni par mes propres expériences ni par celles de Munk sur les singes.

Quoique le singe rendu aveugle par l'extirpation de ces centres visuels acquiert le pouvoir d'éviter les obstacles, les choses qui l'environnent habituellement, cependant cela paraît dû plutôt à un affinement de ses autres facultés ou à une appréciation plus attentive des impressions faites sur lui par les objets dont il est entouré qu'à une sensation visuelle. C'est une question qui demanderait de nouvelles recherches, car si les impressions rétiniennes sont coordonnées avec des actions adoptées à un but dans les centres subordonnés des vertèbres inférieurs, comme les poissons, les reptiles et les oiseaux, il est très possible que des réactions semblables puissent être découvertes chez les animaux supérieurs, même quoique à un moindre degré. Il est certain cependant que le centre visuel de l'écorce n'est pas seulement une région différenciée fonctionnellement capable de remplacer ou d'être remplacée par d'autres régions corticales d'autant que la destruction des centres visuels amène une atrophie des centres optiques primaires, des tractus optiques et des nerfs optiques : et de même la destruction des réactions optiques amène une atrophie strictement confinée aux régions comprises dans la zone visuelle. La différenciation d'un centre exclusivement, autant qu'on en peut juger par les expériences et les observations cliniques, est en faveur de l'hypothèse que les autres facultés sensorielles sont aussi séparément localisées dans des régions corticales définies.

LEÇON IV

LE CENTRE DE L'AUDITION

MONSIEUR LE PRÉSIDENT,

MESSIEURS,

Parmi les réactions que produit l'excitation électrique de l'écorce en est une ou plutôt il est une série de réactions qu'on peut 'esque considérer comme indiquant une sensation auditive subctive, réactions qui m'ont guidé dans mes premiers essais pour :limiter la sphère auditive par la méthode destructive. La réac-)n en question est celle que produit l'excitation de la première rconvolution temporale supérieure et ses homologues chez les rtébrés inférieurs : c'est-à-dire, la rétraction rapide ou le re- essement de l'oreille opposée, associé souvent avec l'ouverture s yeux, la dilatation de la pupille et la déviation de la tête et s yeux du côté opposé. Ce sont là justement les phénomènes que n observe lorsqu'on produit soudainement un son aigu contre reille d'un singe, comme je l'ai vu dans des expériences actuelles. pendant la réaction ne reste pas toujours aussi complète, après première surprise, l'expérience produit toujours le redressement la rétraction de l'oreille, mais généralement les autres phéno- ènes manquent; le regard étonné, la déviation de la tête et des ux du côté d'où est supposé venir le son. Les résultats sont tou- ırs plus caractéristiques après l'excitation de la région homolo- e (*fig.* 14) chez les animaux dont la sécurité dépend habituelle- ənt de l'acuité de l'ouïe. La région en question est la division stérieure de la troisième circonvolution externe ou supra-syl- nne. La réaction commune à tous est le redressement de l'o- lle opposée, mais les autres facteurs varient en intensité. Chez lapin oreillard l'excitation de cette région produit une élévation ıdaine de l'oreille, et une rétraction et une ouverture de l'oreille côté supposé du son. Parfois l'animal fait un écart et un mou- nent comme pour sauter hors de la table. Chez le chacal sauvage, j'ai observé une ou deux fois que l'application des électrodes sur cette région fait bondir l'animal, dresser ses deux oreilles comme s'il était effrayé. Si on peut considérer les mouvements des yeux à la suite de l'excitation de la région occipito-angulaire comme un indice d'une sensation visuelle subjective, nous avons, je pense, dans ces réactions des signes plus caractéristiques d'une sensation auditive subjective. La détermination, cependant, des troubles de l'oreille n'est pas si facile que celle des troubles de la vue chez les animaux inférieurs. Il est difficile de discerner le simple tressaillement réflexe de l'audition propre. Il n'est pas non plus facile d'éviter la simple coïncidence, ni d'éviter entièrement d'attirer l'attention de l'animal par d'autres sens, comme la vue, l'odorat, ou la sensation que quelqu'un s'approche produite par la vibration, la chaleur, l'agitation, de l'air et ainsi de suite. La manière d'être actuelle de l'animal doit être comparée à sa manière d'être passée, et avec la conduite des animaux normaux, lorsqu'on produit des sons auprès d'eux, toutes choses restant égales d'ailleurs. Même quand toutes ces précautions sont prises, il est extrêmement difficile d'éviter toute cause d'erreur. D'où il peut arriver, comme c'est le cas actuel, que les différents observateurs peuvent arriver à des conclusions différentes, et on peut prendre pour sourds des animaux qui ne le sont pas en réalité, simplement parce qu'ils ne répondent pas à l'épreuve employée, ou *vice versa*.

Dans une de mes premières expériences dans laquelle les deux tiers supérieurs de la circonvolution temporale supérieure furent détruits des deux côtés, on prit les notes suivantes sur l'état du singe le jour qui suivit l'opération [1] : « La vue et la sensibilité tactile conservées. Plusieurs expériences furent faites pour s'assurer de la conservation ou non de l'ouïe, mais il ne fut pas facile d'imaginer une épreuve, l'animal étant toujours en éveil et il ne fut pas commode de produire un son sans attirer son attention par la vue. On a essayé la méthode suivante : pendant que l'animal était assis tranquillement près du feu, je me retirai dans l'autre pièce et regardant par la fente de la porte entrouverte, j'appelai très haut, je sifflai, cognai à la porte, fis résonner les carreaux, et sans jamais attirer son regard ni obtenir une preuve qu'il ait entendu. Alors j'approchai l'animal avec précaution et jusqu'au moment où il me vit, il ne donna aucun signe indiquant qu'il eût conscience de ma présence. Quand je répétai la même expérience pendant que le singe et son compagnon étaient tranquillement assis près du feu, il ne fit aucun geste qui indiqua qu'il ait entendu, son compagnon au contraire fut mis en éveil et vint avec curiosité s'assurer de la cause du bruit. Dix heures après, en présence du Dr Burdon Sanderson, je répétai les mêmes épreuves. A toutes ces

[1] Expérience XV. *Phil. Trans.*; vol. 265, Part. II, 1875.

épreuves il ne répondit pas, il ne semblait pas avoir conscience de ma présence quand je parlais à son oreille et seulement se montrait effrayé quand il me voyait. »

J'ai aussi publié quatre autres expériences[1] dans lesquelles, avec la destruction des autres portions du lobe temporal, la circonvolution temporale supérieure fut atteinte uni ou bilatéralement. Dans deux de ces cas (XI et XII) dans lesquels le lobe temporal était détruit seulement d'un côté, on a trouvé une diminution ou une abolition totale de la réaction auditive, quand l'oreille du même côté était bouchée ; et dans les deux autres cas dans lesquels la destruction fut bilatérale, on ne pouvait observer aucune preuve qu'ils entendissent pendant la courte période que les animaux ont survécu, quoiqu'ils puissent autrement être mis en éveil. Dans ces expériences cependant, le temps entre la lésion et la mort des animaux fut trop court pour établir des données sérieuses sur la persistance de la perte de l'ouïe qui fut sans aucun doute gravement atteinte pendant tout le temps. Dans mes recherches ultérieures avec le professeur Yeo, nous avons établi d'abord dans une longue série d'expériences sur le lobe temporal [2] qu'on ne pouvait trouver aucun signe de trouble de l'ouie, quand tout le lobe temporal était détruit excepté la circonvolution temporale supérieure. Avec la plupart de ceux qui l'ont vu, nous avons tiré comme conclusion qu'il y avait un rapport évident entre le sens de l'ouïe et la circonvolution temporale supérieure, de la conduite d'un singe chez lequel les deux circonvolutions temporales supérieures étaient effectivement ou potentiellement détruites par le cautère. Où l'écorce n'était pas absolument enlevée, la substance grise fut détruite avec les fibres médullaires par l'action de la chaleur rayonnante.

Ce singe fut montré aux physiologistes réunis au Congrès international de médecine à Londres en août 1881, et tous admirent qu'il était sourd autant qu'on pouvait le déterminer en comparant sa conduite à celle d'un animal normal à l'explosion d'une capsule dans la salle.

Comme les expériences du professeur Schæffer, auquel je vais faire allusion, soulevèrent des questions sur l'état de cet animal avant et après l'opération, j'ai publié en entier mes notes et mes observations sur lui [3]. Les voici brièvement : A tous les rapports, excepté l'ouïe, il était dans un état normal. Pendant les quatre premiers jours après l'opération, aucun signe de l'ouïe ne put être obtenu par des bruits faits dans son voisinage qui attiraient invariablement l'attention des autres singes normaux. Pendant que les autres animaux écoutaient avec soin les pas, cet animal ne

[1] Expériences XI, XII, XIII, XIV; *op. cit.*, p. 462.

[2] *Philosophical Transactions*, Part. II, 1884.

[3] *Brain*, avril 1888, p. 13.

prêtait aucune attention jusqu'à ce qu'on arrive devant ses yeux. On observa aussi, au moins tout d'abord, que les oreilles de cet animal ne se contractaient pas comme elles le font chez les singes qui possèdent le sens de l'ouïe ; mais on ne saurait affirmer que l'absence de réaction des oreilles persiste pendant tout le temps que l'animal survécut. Presque tous les jours on l'examina pendant les treize mois qu'on le laissa vivre. Cet animal ne prêta aucune attention aux sons de différentes sortes, tels que de l'appeler par son nom, auquel il avait toujours l'habitude de répondre, de taper, de siffler, de sonner les sonnettes, de frapper du pied sur le parquet (bruit auquel les singes normaux prêtent très vivement l'oreille). Parfois, cependant, il semblait tressaillir aux sons bruyants faits dans son voisinage, de sorte qu'on était dans le doute constamment pour savoir s'il était complètement sourd ou non. On considéra ces réactions comme de simples coïncidences, car, en général, il ne tressaillait même pas quand on faisait partir près de lui une capsule. Six semaines après l'opération, pendant que l'animal jouait devant l'assemblée des physiologistes au Congrès médical, il ne fit aucune attention à l'explosion d'une capsule, tandis qu'un autre singe qu'on montrait en même temps, tressaillit visiblement, comme le fit au fait toute l'assistance. Depuis lors les épreuves furent constamment répétées et ont varié de toutes les manières, mais les résultats étaient constamment les mêmes et semblaient justifier cette conclusion que l'animal était essentiellement sourd et que les tressaillements occasionnels aux sons bruyants étaient ou une simple coïncidence, ou simplement de la nature des réflexes qui peuvent arriver chez les animaux, même après l'ablation totale des hémisphères cérébraux.

Schæfler, dans ses premières expériences avec Horsley, n'est pas arrivé à des conclusions très fermes, en ce qui concerne le sens de l'ouïe, quoique dans une de ces expériences [1] dans laquelle ils avaient enlevé le lobe temporo-sphénoïdal, l'animal ne semblait pas entendre les bruits légers quand l'oreille du même côté que la lésion était bouchée. Mais dans ses travaux avec Sanger-Brown, il réussit à lever tous les doutes qu'il pouvait avoir eus sur la question et à se convaincre que l'ouïe n'est pas le moins du monde affectée après l'ablation complète, non seulement des circonvolutions temporales supérieures, mais de tout le lobe lui-même des deux côtés. Il décrit ainsi les résultats de leurs expériences [2] : « Chez six singes, nous avons plus ou moins complètement détruit la circonvolution temporale supérieure des deux côtés. Je dis plus ou moins complètement, parce que dans un ou deux cas, un petit lambeau de substance grise appartenant à cette circonvolu-

[1] Expérience XXX, *Phil. Trans.*, 1880.

[2] *Brain*, vol. X, p. 373.

tion, a été retrouvé à l'autopsie, mais pratiquement la lésion fut complète dans les six cas, quelques morceaux de substance grise dans les sillons avoisinants, étant tout ce qui pouvait représenter la circonvolution ; même ces morceaux étaient séparés de leur centre médullaire. Mais pour avoir un résultat doublement sûr, chez un singe, une grande femelle de Rhœsus, nous avons séparé les sillons qui bordent la circonvolution, et nous avons coupé entièrement la circonvolution du fond de ces sillons, de sorte qu'aucune trace de la circonvolution ne pouvait rester. Dans tous les six cas, le résultat fut le même. L'ouïe ne fut pas seulement abolie d'une façon permanente, mais elle ne fut pas atteinte d'une façon perceptible. Les animaux, même immédiatement après être sortis du sommeil anesthésique, réagissaient aux plus légers sons d'un caractère inusité, tels que le claquement des lèvres ou le bruissement d'un journal chiffonné. On observa quel: ques singes pendant plusieurs mois, et il n'y eut jamais de doute dans notre esprit quant à la possession entière de leur faculté auditive. Et leurs réactions aux sons ne pouvaient être interprétées, en supposant qu'ils répondaient d'une façon réflexe, car ils donnaient la preuve évidente qu'ils comprenaient la nature de différents sons, tels que de tourner la poignée d'une porte, ou la différence entre les pas de différentes personnes, changeant leur expression suivant les suppositions (de nourriture, etc.) que pouvaient faire naître le bruit ».

Deux de ces animaux, dans lesquels la destruction de la circonvolution temporale supérieure semble avoir été la plus complète, furent examinés par plusieurs membres de la Société de Neurologie. Deux de ces membres qui, cependant, n'ont pas publié les épreuves qu'ils ont employées, étaient d'avis que l'animal entendait ; un autre pensa une fois qu'un des animaux pouvait entendre, une autre fois qu'il paraissait sourd du côté gauche, et une autre fois encore qu'il ne paraissait pas réagir aux sons aussi rapidement et aussi complètement qu'un animal normal[1].

Comme pour montrer la difficulté d'arriver à des conclusions fermes sur ce sujet, un membre de la Société pensa qu'un singe parfaitement normal était tout à fait sourd et un autre qu'un animal, auquel on avait enlevé les deux circonvolutions temporales supérieures était aussi sourd. Schæffer[2] pense que moi aussi je n'ai pas douté de l'existence de la perception auditive chez ses animaux. Un examen tel que je l'ai fait ne donne lieu, je pense, à une évidence non équivoque sur ce point. Ainsi, une contradiction inexplicable entre les résultats de Schæffer et ceux de Yeo et les miens paraît exister. Si chez ces animaux l'ouïe n'était pas atteinte d'une

[1] *Brain*, juillet 1889, p. 164.

[2] *Phil. Transact.*, 1888 ; vol. XXX, p. 325.

façon évidente par une double lésion, ce n'était certes pas le cas chez les nôtres, et il n'y avait pas de doute possible sur la très grande différence entre l'animal en expérience et l'animal sain, la seule question qu'on pouvait se poser était de savoir s'il n'avait pas du tout de réel sens de l'ouïe.

Pour mettre de la clarté dans ce sujet, si possible, j'ai de nouveau réétudié la question. Sur un singe, j'ai enlevé d'abord toute la convexité apparente du lobe temporal gauche, comprenant la circonvolution temporale supérieure. L'animal guérit rapidement de son opération unilatérale, et dans les premiers jours, quoique indubitablement il entendit, il semblait entendre moins distinctement à droite qu'à gauche. Quinze jours après, on fit la même opération sur le côté droit, mais quoique l'animal ait vécu cinq jours, il resta tout le temps apathique. Il ne faisait attention à rien de ce qui se passait autour de lui et était indifférent aux plus grands bruits faits dans son voisinage. L'expérience cependant à cause du peu de survie ne fut pas très satisfaisante. Un autre singe, chez lequel j'ai fait l'extirpation bilatérale de la circonvolution temporale supérieure, avec un intervalle d'un mois entre les deux opérations, fut spécialement préparé pour l'expérimentation sur son sens de l'ouïe. C'était un singe à gueule de chien très remarquablement apprivoisé, et son caractère et ses différentes manières de réagir sous différentes circonstances furent l'objet d'une observation attentive avant l'opération. C'était un singe bruyant et turbulent. Il répondait invariablement quand on l'appelait par son nom et venait immédiatement à vous. Il imitait le claquement des lèvres et les autres sons de caresse. Il criait toujours vigoureusement et avec force quand quelqu'un approchait ou ouvrait la porte du laboratoire où il était enfermé. — Le bruissement d'un sac de papier dans lequel se trouvaient des noix et des friandises était le signal de vocifération, de même que le mouvement de la poignée d'un tiroir où étaient enfermés des pommes et des fruits. Il était d'un appétit insatiable et criait toujours après la nourriture dont il semblait ne jamais avoir assez. Il était aussi d'une soif insatiable et le clapotement de l'eau, lorsqu'on ouvrait le robinet, lui faisait pousser un cri pour qu'on laisse aller et il mettait sa bouche sous le robinet. Aucun bruit, ni aucun mouvement des autres singes dans leur cage ne pouvait être fait dans son voisinage, sans exciter son attention. Il était plein de malice et à tous les points de vue un animal adapté pour déterminer aucune altération qui pourrait se produire dans le sens de l'ouïe et dans les autres facultés. — La circonvolution temporale supérieure gauche fut enlevée le 8 octobre. (Comme on peut le voir dans la photographie.) Une petite portion aussi de la circonvolution temporale moyenne fut détruite (*fig.* 16).

Le jour suivant, à cause de la production, comme on le prouva plus tard, d'une hémorrhagie récurrente et d'une tension dans la blessure, il y eut une ou deux attaques épileptiformes affectant le côté droit. Elles cessèrent complètement après le pansement de la blessure et l'animal devint rapidement actif.

Le deuxième jour, il tourna sa tête au bruit de clefs tenues contre son oreille gauche, mais il ne le fit pas, ou d'une façon fort douteuse, lorsqu'on les agite à droite. Le jour suivant et progressivement à partir de ce moment, il paraissait quant à l'ouïe à tous égards pareil comme avant l'opération. On note cependant qu'il

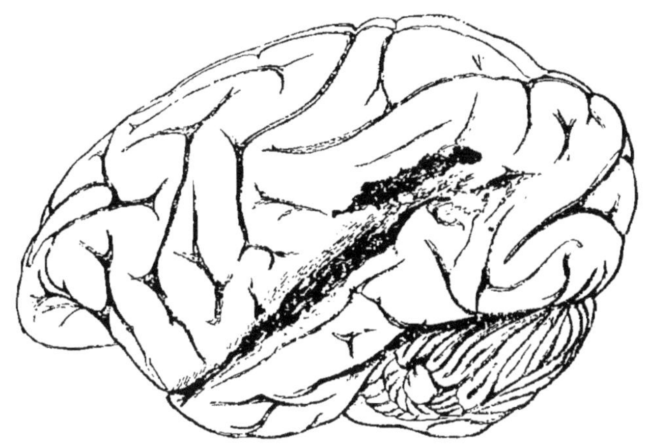

Fig. 16.

tait devenu complètement hémiopique vers la droite, état qui perste plus ou moins complètement jusqu'à sa mort, cinq mois après. près la mort, on trouva que cette hémiopie était due, selon toute robabilité, à l'hémorrhagie récurrente survenue le lendemain de opération, détruisant les radiations optiques dans la région occipitongulaire.

Le 5 novembre, on découvrit et coupa de même la circonvolution mporale supérieure droite. Cette fois, l'extrémité inférieure de la rconvolution fut presque entièrement épargnée (*fig.* 17). Le jour iivant, l'animal ne répondit pas aux sons produits dans son voisiage, ni quand on frappait à la porte du laboratoire, ni aux bruits pas sur les marches, ce qui déterminait auparavant de vives monstrations.

Le troisième jour, quoique autrement actif et vif, il ne réagit illement aux sons de toute sorte, ne répondit pas aux appels, ne aucun geste quand on ouvrit le robinet, quoiqu'il eut très soif, iisqu'il but avec plaisir quand on lui présenta l'eau; il ne fit cun attention aux cris des deux autres animaux placés dans la ge voisine, et en général ne répondit à aucun des réactifs de uïe qui excitaient auparavant vivement son intérêt.

Le septième jour essentiellement le même état. Il ne faisait pas attention quand on l'appelait ou qu'on frappait la porte du laboratoire. Il ne remarqua pas le bruit du tiroir dans lequel on gardait la nourriture, ni le froissement du sac de papier dans lequel on mettait les friandises, il ne remarqua pas le clapotement de l'eau. Et il continua ses occupations tranquillement, mangeant ou cherchant sa nourriture sur le parquet de sa cage, pendant que diffé-

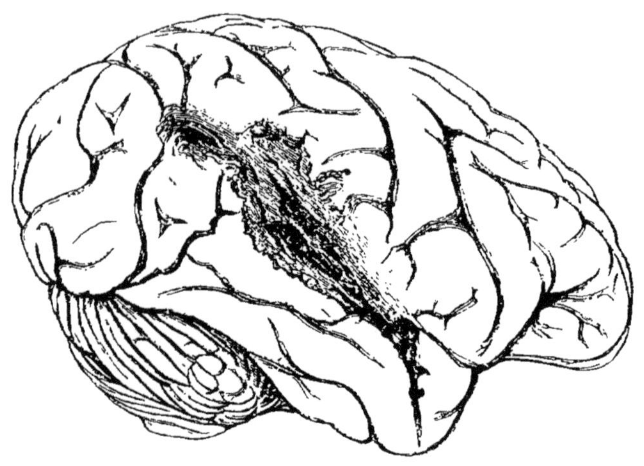

Fig. 17.

rents bruits, tels que de tourner une crécelle, d'aboyer, de siffler, etc., se produisaient en effrayant les autres animaux dans les cages voisines. Le dixième jour, même état. Aucune réaction aux appels, aux frottements des pieds, etc., bruits qui faisaient regarder avec curiosité les deux autres singes normaux dans la cage voisine. Ce jour-là on employa une épreuve à laquelle il répondait toujours auparavant. Il était tard le soir, j'enlevai la lumière du laboratoire, montai les marches et fermai la porte. Plusieurs fois, j'ai ouvert la porte et appelé l'animal par son nom. Un autre singe répondit et je n'ai obtenu aucune réponse de lui. Autrefois, de pareils actes étaient le signal de cris perçants. Le jour suivant, les mêmes épreuves furent répétées avec les mêmes résultats. Il aimait beaucoup le garçon de laboratoire et allait à lui invariablement quand il l'appelait. Ce jour-là, pendant qu'il était sur la table et guettait mes mouvements, le garçon de laboratoire descendit l'escalier et se tenant derrière lui, l'appela plusieurs fois. L'animal ne fit aucune attention et ne tourna pas la tête de son côté.

Le 20 novembre (15 jours après l'opération), on a pris les notes suivantes : « L'animal est bien et actif, parfois il pousse des grognements de satisfaction quand il est assis auprès du feu tranquillement. Il crie aussi quand il a besoin de nourriture, mais il ne répond jamais quand on l'appelle; il ne prête aucune attention aux bruits familiers, tels que d'ouvrir le tiroir qui contient les pommes ou le robinet d'eau, ce qui produisait chez lui auparavant une vive émotion. — Aujourd'hui on plaça dans sa cage une boite contenant un sifflet qu'on pouvait mettre en mouvement par un long tube de caoutchouc pour ne pas attirer le regard de l'animal, et à plusieurs reprises on siffla, mais il resta sans bouger. La même experience chez les trois autres singes a produit des signes d'alarme et de perturbation. »

A peu près à cette époque, on commença à se demander si l'animal ne semblait pas être averti, par un sens de vibration ou autrement, de l'approche des pas descendant l'escalier en spirale conduisant au laboratoire. Il était absolument sûr cependant que pendant qu'on le veillait et que son attention était ainsi occupée, il paraissait tout à fait inconscient des sons qu'on faisait pour le distraire. Le 30 novembre, c'est-à-dire trois semaines après l'opération, ces observations furent confirmées après une étude attentive de plusieurs heures par moi-même. Mais quand tout était tranquille, il semblait être averti, comme le prouvaient ses cris, de l'approche de quelqu'un marchant au-dessus de sa tête ou ouvrant la porte conduisant dans le laboratoire. Ceci fut surtout noté le matin quand lui et les autres singes regardaient attentivement l'escalier, attendant leur déjeuner. Des observations répétées pendant le cours de la semaine suivante montrèrent l'irrégularité apparente de ses réactions. Il devint évident que lorsqu'on laissait l'animal tout seul, il savait qu'on l'appelait, il était averti du bruit de l'ouverture et de la fermeture de la porte conduisant dans l'endroit où il était; mais quand quelqu'un était dans le laboratoire et que l'animal faisait attention à lui, il ne montrait nullement qu'il entendait et ne regardait pas autour de lui comme les autres singes quand on l'appelait ou qu'on faisait d'autres bruits auprès de lui. Si je restais dans le laboratoire dans son champ visuel, et que mon garçon vint au haut de l'escalier et l'appelât, il ne prenait garde à rien de ce qu'il pouvait faire pour attirer son attention. Quoique parfois il tressaillait quand on tirait une capsule dans son voisinage, il ne le faisait pas ni ne regardait autour de lui, si au même moment il était occupé à quelque chose, tandis que les autres singes auraient invariablement tressailli et regardé du côté d'où venait le bruit, et cet état ne changea pas jusqu'à la mort de l'animal. Seulement, dans la direction de la porte du laboratoire, vers laquelle il regardait constamment, il semblait pouvoir rapporter les bruits, mais autrement, surtout quand son attention était fixée ailleurs, il ne reconnaissait pas l'origine et il ne tournait pas la tête du côté du bruit. Il n'entendait pas ou négligeait complétement les bruits, tels que gratter, toucher, secouer des clés et ainsi de suite, tandis que les autres singes regardaient avec attention à travers les barreaux de leurs cages. Le clapotement de l'eau, le frottement du papier, l'ouverture du tiroir dans lesquel se trouvaient les friandises n'ont jamais produit ni un mouvement, ni aucun des signes animés de vif intérêt qui étaient si caractéristique auparavant. Je n'ai pas observé chez cet animal, au moins pendant la dernière période d'observation, l'absence de contraction des oreilles que j'avais notée dans une expérience précédente.

On peut ainsi brièvement définir l'état de cet animal. D'abord, il ne répond à aucune des épreuves qui auparavant produisaient une vive réaction et qui invariablement attiraient l'attention des singes normaux. A la fin, en exceptant seulement peut-être la porte du laboratoire d'où il attendait toujours quelque chose, il ne put jamais trouver la provenance d'un bruit; il était ainsi indifférent aux sons qui avaient pour lui auparavant une signification, et tout ce qu'on peut dire c'est que lorsqu'il n'était pas occupé à quelque chose, il n'était pas insensible aux vibrations sonores. Et il aurait été difficile de le prouver avec un certain degré de certitude, n'eût été que l'animal pût donner un témoignage oral du fait. Je ne suis pas encore en mesure de décider si cette forme de sensibilité auditive doit être attribuée aux portions non détruites par les lésions décrites, du centre cortical auditif ou aux centres subcorticaux ou mésencéphaliques. Je n'ai pas encore pu avec succès continuer des observations sur des animaux chez lesquels les lobes temporaux avaient été détruits des deux côtés: mais si, comme les observations de Schœfer semblent l'indiquer, la totalité des lobes temporaux comme les autres lobes cérébraux, peut être enlevée sans abolir complètement les réactions aux sons, nous avons quelques raisons de penser avec Longet, Goltz, etc., que chez les singes, comme chez les animaux inférieurs, une sensation auditive simple et grossière est toujours possible par l'entremise des centres inférieurs.

Munk, d'après ses expériences sur les chiens, déclare qu'une lésion destructive au point B (*fig.* 14), situé vers l'extrémité inférieure de la circonvolution supra-sylvienne et l'extrémité adjacente de la seconde circonvolution externe produit un état pour l'audition, semblable à celui qui résulte de la destruction de A (*fig.* 14) pour la vision; état qu'il définit « surdité psychique ». (Seelentaubheit.) Le chien semblait entendre, mais il était incapable d'interpréter les sons qu'il entendait. Cet état, cependant, dura quelques semaines au plus. L'animal a repris les sens des sons et revint à son état normal. Dans cette région, suivant lui, des images auditives comme les images visuelles dans la région A (*fig.* 14), sont emmagasinées. Fréquemment, cependant, avant que les troubles secondaires créés par la lésion primaire aient diminué, l'animal paraît totalement sourd, il ne se montre aucune réaction aux bruits d'aucune sorte, même les plus grands. Parfois, quand toute l'écorce des deux lobes temporaux a été détruite, il a été observé une persistante surdité corticale (Rindentaubheit), comme il l'appelle, mais aucun des animaux sur lesquels il a fait cette opération n'a vécu au delà de quelques jours; ces observations n'apportent aucune donnée pour la détermination de la durée de la surdité complète. Cependant il suppose que le centre auditif de l'écorce embrasse une plus gande étendue que B et comprend, d'après ses figures, la totalité de la moitié postérieure de la troisième et aussi les parties postérieures et inférieures de la première

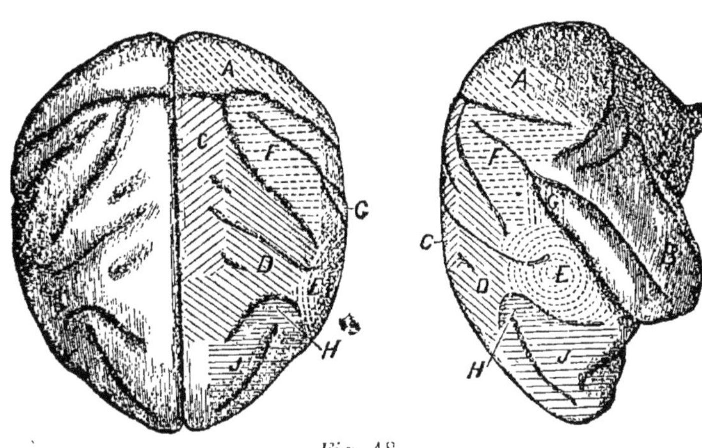

Fig. 18.

Centres cervicaux du singe d'après Munk. — A. Centre visuel. — C. à J. Centre de sensibilité tactile (Fühlsphære) de Munk, centres psycho-moteurs des autres auteurs. — D. Région du membre antérieur. — C. Région du membre postérieur. — E. Région de la tête. — F. Région de l'œil. — G, Région de l'oreille. — H. Région du cou. — J. Région du tronc. — B. est placé sur cette portion de l'écorce qui, d'après les expériences faites sur les chiens, correspond à la région auditive.

et de la seconde circonvolutions externes. Quant à la sphère auditive dans le cerveau du singe, il suppose — car il ne paraît n'avoir fait aucune expérience portant sur ce point — qu'elle est située à l'extrémité inférieure de la circouvolution temporale moyenne (B, *fig.* 18), région que j'ai complètement extirpée sans causer le plus léger trouble de l'ouïe. Et il considère que la portion supérieure de la circonvolution temporale supérieure (G, *fig.*18) est la sphère sensitive de l'oreille; je n'ai pu en obtenir aucune preuve, car après l'extirpation uni ou bilatérale de cette région je n'ai pu trouver aucun trouble de la sensibilité de l'oreille.

Luciani et Tamburini[1] ont trouvé que la destruction unilatérale de la partie postérieure et supérieure de la troisième circouvolu-

[1] *Sui centri psico-sensori Corticali*, 1879.

tion externe chez les chiens a produit de la surdité dans les deux oreilles, mais à un plus haut degré dans l'oreille du côté opposé. La différence dans la sensation auditive des deux côtés a diminué beaucoup et a disparu tout à fait en peu de jours, quoiqu'on n'ait pu affirmer que la guérison complète n'ait jamais eu lieu. Après que la puissance auditive des deux côtés fut revenue la même, l'ablation de la région correspondante de l'autre hémisphère a produit une surdité presque totale, à peu près égale des deux côtés. Cette surdité bilatérale se passa petit à petit, mais il n'y a pas de données, suivant eux, pour déterminer si une guérison parfaite a eu lieu. Quand les lésions destructives sont limitées à la partie postérieure de la seconde circonvolution externe et ne comprennent aucune partie de la troisième, il ne survient aucun trouble de l'ouïe, qui paraît en effet quelquefois plus fine que d'habitude. Ces auteurs pensent que la semi-décussation des nerfs auditifs existe comme celles des nerfs optiques et que les deux oreilles sont représentées dans chaque hémisphère cérébrale. C'est indubitablement le cas; car l'extirpation unilatérale n'a jamais donné lieu à une surdité permanente d'une oreille; mais quoique plusieurs fois après l'extirpation du centre auditif d'un hémisphère j'ai observé la perte ou un trouble de l'ouïe de l'oreille opposée, je n'ai jamais pu découvrir le plus léger trouble de l'ouïe de l'oreille du même côté. Luciani dit : « Les effets de l'extirpation dans la région du lobe pariétal confirment ce qui avait été reconnu par Ferrier et après par Tamburini et moi-même que le coude de la troisième circonvolution externe fait certainement partie de la sphère auditive chez le chien, mais ils démontrent aussi que cette sphère s'irradie de son point central dans le lobe temporal en haut vers la région pariétale, en avant vers la région frontale, en arrière vers la région de l'hippocampe, en dedans vers la corne d'Ammon[1]. » Il comprend ainsi dans sa sphère auditive une grande portion de l'écorce qui a aussi d'autres fonctions. Cependant, quant à celui-ci et aux autres centres sentitifs, Luciani paraît combattre pour une forme de localisation qui n'est pas du tout de la localisation, car chaque centre paraît remplir jusqu'à un certain point les fonctions d'un autre centre, résultats que je considère comme absolument opposés aux faits des lésions strictement localisées.

On remarquera, pour la position du centre auditif chez le chien, qu'il n'a pas les mêmes rapports avec la scissure de Sylvius que la circonvolution temporale supérieure chez le singe, mais qu'il en est séparé par la branche postérieure de la circonvolution sylvienne. Meynert a supposé que la division postérieure de la circonvolution sylvienne est l'homologue de la circonvolution temporo-sphénoï-

[1] *Sur les localisations sensorielles dans l'écorce du cerveau* (*Brain*, 1885, p. 154).

dale supérieure[1]. Cependant j'ose dire que la ressemblance entre la division postérieure de la circonvolution sylvienne et la circonvolution temporale supérieure est seulement superficielle, due au défaut de profondeur de la scissure de Sylvius. Sir William Turner a conclu d'après ses recherches que la circonvolution sylvienne chez le chien est en réalité l'homologue de la circonvolution de Reil visible à la surface à cause du défaut de profondeur de la scissure de Sylvius[2]. Dans ce cas, la division postérieure de la circonvolution supra-sylvienne correspondrait exactement avec la circonvolution temporale supérieure.

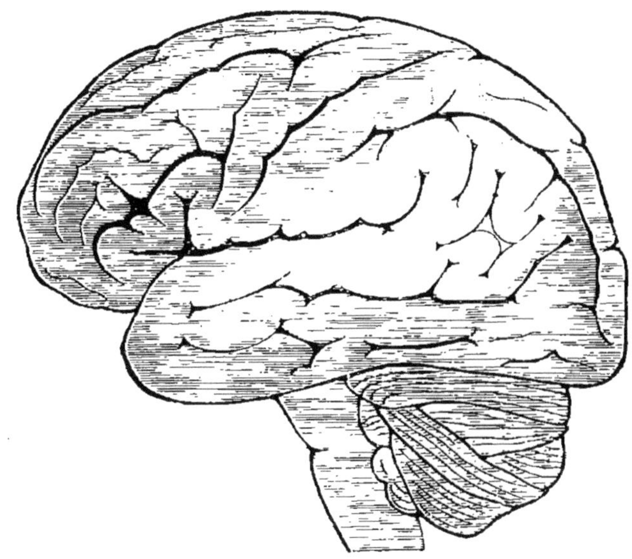

Fig. 19.

La surdité par maladie cérébrale chez l'homme est rare, vu l'extrême rareté de lésions bilatérales affectant simultanément les deux circonvolutions temporales supérieures. Il y a cependant deux cas importants dans lesquels cette double lésion s'est rencontrée.

Shaw[3] a rapporté le cas d'une femme âgée de trente-quatre ans, qui deux mois avant son admission dans l'asile, avait perdu la force dans le bras droit, et bientôt après, avait eu une attaque apoplectique, avec perte du langage et surdité. La perte du mouvement de la main droite se passa vite. Elle devint excitée,

[1] *De Windungen der convexen Oberfläche des Vorder-Hirns*, (*Arch. für Psychiatrie*, vol. VII, 1877).

[2] *Report on the Seals*, Challenger Expedition. Part. LXVIII, p. 124.

[3] *Archives of medecine*, février 1882.

incohérente, sujette aux hallucinations. A l'admission, après les expériences répétées, on la trouva sourde et aveugle. La sensibilité tactile et l'odorat étaient intacts. Elle eut quelques attaques et en dernier, mourut de pneumonie une année après son entrée.

L'autopsie montra une atrophie complète des plis courbes et des premières circonvolutions temporo-sphénoïdales des deux hémisphères. (Voir *fig*. 19 et 20). La substance grise des régions atrophiées avait entièrement disparu, laisant la couche externe adhérer à la pie-mère avec une cavité au-dessous aux dépens de la substance grise. Les autres nerfs craniens étaient normaux en

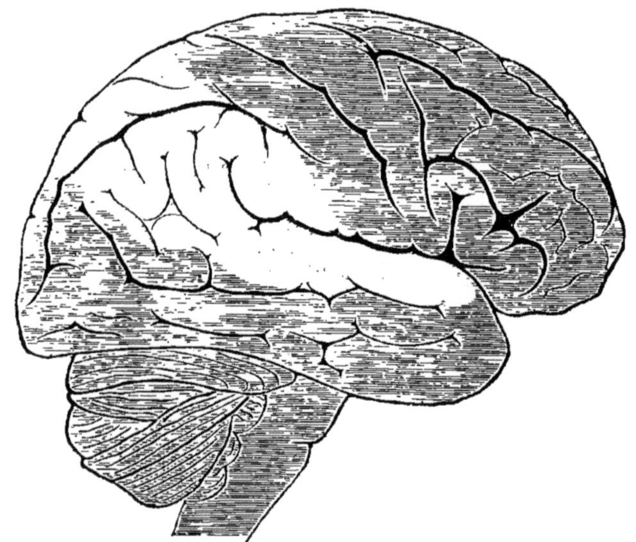

Fig. 20.

apparence, mais les nerfs optiques avaient une augmentation du tissu conjonctif, une atrophie des fibres nerveuses et avec des espaces remplis de matière comme colloïde. La cécité était-elle due à la lésion des plis courbes seulement ou à la dégénérescence des nerfs optiques? Mais l'attaque soudaine de surdité dans ce cas coïncidant avec des symptômes de lésion cérébrale, et l'état du cerveau à l'autopsie, font penser que les destructions des premières circonvolutions temporoles sont la cause. Un cas semblable a été publié par Wernicke et Friedlœnder[1] : « Une femme âgée de quarante-trois ans, qui avait souffert de surdité et de trouble de la vision, eut une attaque le 22 juin 1880 avec hémiplégie droite et apha-

[1] *Fortschritte der Medecin*, vol. I, n° 6, 15 mars, 1883 (*Brain*, avril 1888, p. 19).

sie. Elle resta à l'hôpital jusqu'au 4 août, époque à laquelle elle fut congédiée. A cette époque la malade pouvait parler, mais elle parlait d'une façon inintelligible et on la croyait quelquefois ivre. Non seulement elle ne pouvait pas se faire comprendre, mais elle ne pouvait pas comprendre ce qu'on lui disait. Elle fut reçue de nouveau dans l'hôpital le 10 septembre avec une légère parésie du bras gauche. L'hémiplégie droite avait entièrement disparu. On regardait la malade comme aliénée. Elle était absolument sourde, de sorte qu'on ne pouvait pas communiquer avec elle. Elle mourut d'une hématémèse le 21 octobre. On trouva une lésion

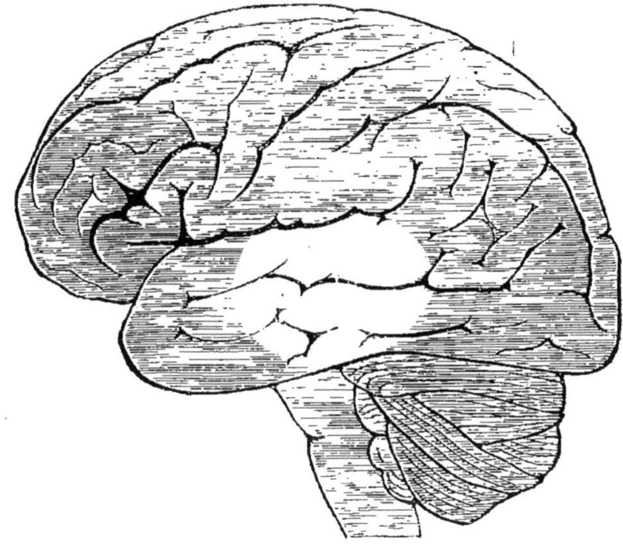

Fig. 21.

extensive dans chaque lobe temporal, envahissant la circonvolution temporale des deux côtés. (Voir *fig.* 21 et 22.) Le reste du cerveau ne présenta rien d'anormal, et il n'y avait aucune cause pour augmenter la pression cranienne, ni d'affection secondaire des nerfs craniens.

On a prouvé que la malade entendait très bien auparavant. Sa surdité survint subitement avec les autres symptômes de maladie cérébrale. Pour exclure toute possibilité de lésions locales de l'oreille, le malade fut soumis à l'examen du professeur Lucæ. Le résultat de cet examen fut négatif. On trouva seulement un léger catarrhe sec et rien localement pour expliquer la surdité. Ces auteurs concluent : « que les nerfs auditifs se terminent dans le lobe temporal et que la lésion bilatérale de ces lobes produit une surdité complète. On peut donc dire avec une entière certitude que les lobes temporaux sont les centres cérébraux de l'audition. »

Quoique les lésions n'étaient pas limitées à la première circonvolution temporale, cependant leur substance grise et leurs fibres médullaires étaient atteintes. L'observation confirme donc, si elle ne suffit à elle seule à le démontrer, le siège que j'ai désigné au centre auditif dans ces lobes.

Les affections de l'ouïe d'origine cérébrale avec lesquelles nous sommes plus familiarisés sont les formes variées de ce qu'on appelle « surdité verbale », état dans lequel l'idéation auditive est atteinte plus particulièrement en ce qui concerne l'association de sons articulés avec les actes d'articulation et les choses signifiées. Celui

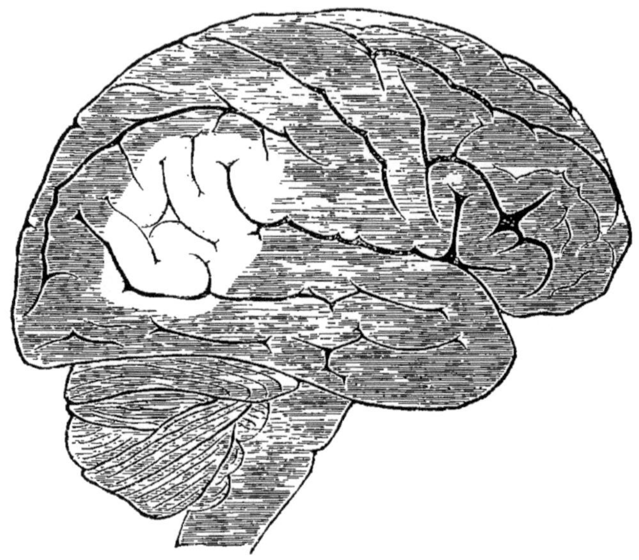

Fig. 22.

qui est atteint de surdité verbale n'est pas privé de toute sensation auditive, car il peut entendre le tic tac d'une montre, reconnaître et fredonner un air, mais les sons articulés, à l'exception peut être de son nom ou d'une combinaison très simple de mots, n'ont pour lui aucune signification et il ne peut les répéter. On a trouvé associée la surdité verbale avec une lésion de la première circonvolution temporale supérieure dans l'hémisphère gauche. Seppili[1] a trouvé que sur 17 cas avec autopsies, dans tous la circonvolution temporo-sphénoïdale supérieure était atteinte et que dans 12 cas, la seconde et la troisième étaient aussi atteintes.

Sur 25 cas de surdité verbale rassemblée par le Dr Ewens sur lesquels j'ai des notes, dix ne présentaient qu'une lésion du lobe

[1] *Revista speriment di Freniat*, vol. X, 1884.

temporal. Dans 7 de ces cas, la première temporale était particulièrement prise, et dans les trois autres les limites exactes de la lésion ne furent pas établies. Dans huit cas, la lésion comprenait aussi bien le pli courbe que la circonvolution temporale supérieure; dans six cas les lésions avaient envahi la circonvolution temporale supérieure et les parties avoisinantes des lobes occipitaux et pariétaux, et un cas est rapporté comme dû à une lésion du pli courbe seulement. Dans ce cas, il paraît y avoir eu à la fois de la cécité et de la surdité verbale. Dans tous les cas, sauf un, il y avait une lésion évidente de la circonvolution temporale supérieure.

Les cas de décharges auditives, ou de sensations auditives subjectives avec lésions irritatives de la première circonvolution temporale apportent encore une preuve pour la localisation du centre auditif dans cette circonvolution. Gowers a rapporté deux cas de cette nature[1]. Dans l'un une tumeur, dont la plus ancienne partie était au-dessous de la circonvolution temporale supérieure, déterminait des convulsions qui débutaient par une aura auditive rapportée à l'oreille opposée. Dans l'autre, une tumeur atteignant la première circonvolution temporale produisait des convulsions unilatérales qui débutaient par un grand bruit comme celui que ferait une machine. Et Hughes Bennett[2] a rapporté plusieurs cas de décharges de sensations auditives suivies d'une perte temporaires de l'ouïe dans l'oreille opposée ou dans les deux. Ainsi une femme sujette à des attaques épileptiques précédées par un grand bruit comme la sonnerie d'une cloche dans l'oreille gauche, devenait temporairement sourde de chaque oreille après chaque attaque. Les deux oreilles étaient défectueuses, mais incontestablement la gauche davantage. On a trouvé la circonvolution supérieure atrophiée dans des cas de surdité de longue date ou de sourds-muets congénitaux. Milles[3] rapporte le cas d'un homme sourd depuis trente ans; le cerveau, autrement normal, présentait une atrophie extensive des deux circonvolutions temporales supérieures. Broadbent[4] décrit le cerveau d'une femme sourde-muette chez laquelle, en plus de quelque lésion du lobule supramarginal, il y avait une atrophie de deux circonvolutions temporales plus marquée à gauche. Les faits tirés de la pathologie humaine viennent encore à l'appui de la localisation de l'ouïe dans le lobe temporal et plus spécialement dans la circonvolution supérieure de ce lobe.

Les expériences de Baginsky[5], comme les recherches microsco-

[1] *Diseases of Nervous system*, vol. II, p. 21.

[2] *Sensory cortical discharges*, (Lancet 1889).

[3] *Universyty medical magazine*, nov. 1889.

[4] *Journal of Anatomy*, 1870.

[5] *Sitzungsb. Acad. d. Wissenschaften zu Berlin*, 1886, 12.

piques de Flechsig et Lechterew[1], montrent que le nerf auditif est en rapport avec le centre auditif de l'écorce par la bandelette inférieure du côté opposé, et de là par le tubercule postérieur des tubercules quadrijumeaux et le corps géniculé interne avec les fibres médullaires de l'écorce. Les expériences de L. Baginsky consistent à détruire le labyrinthe chez les lapins et à suivre le trajet de la dégénérescence. Il a trouvé une disparition marquée des fibres de la bandelette du côté opposé et un certain degré d'atrophie dans le tubercule postérieur des tubercules quadrijumeaux et dans le corps géniculé interne. Von Monakow dit aussi qu'après l'extirpation du lobe temporal chez les lapins nouveau-nés, on trouve une atrophie dans les fibres médullaires correspondantes de la capsule interne et dans le corps géniculé interne du même côté; il confirme ainsi les idées de Baginsky et Fleschsig.

Nous avons donc sujet de croire que les fibres centrales des nerfs auditifs ne passent pas toutes, comme le veut Meynert, à travers le cervelet dans leur trajet vers les hémisphères cérébraux, hypothèse qui, d'ailleurs, ne concorde pas avec les résultats de la destruction du cervelet lui-même. Quelques-unes des fibres du huitième nerf passent indubitablement dans le cervelet, mais il semble que ce sont les fibres vestibulaires des canaux semi-circulaires et non les fibres cochléennes ou vrai nerf de l'audition.

CENTRES DE LA SENSIBILITÉ TACTILE

Je vais maintenant considérer la localisation des centres de la sensibilité ordinaire et tactile.

Il y a encore beaucoup d'incertitudes sur le trajet et les centres des formes variées de sensibilité. On admet universellement depuis les expériences classiques de Brown-Séquard que, à l'exception peut-être du sens musculaire, le trajet de toutes les autres formes de sensibilité, se porte en haut du côté opposé de la moelle. Mais ni des recherches expérimentales, ni pathologiques, ni microscopiques n'ont déterminé d'une façon certaine, dans quelles parties particulières du côté opposé de la moelle, les tractus sensitifs montent vers le cerveau. Les expériences de Ludwig et Woroschiloff[2] paraissent démontrer que les impressions sensitives peuvent se transmettre en haut, sans trouble apparent des rapports normaux, quand la totalité de la colonne antérieure et postérieure, aussi bien que la substance grise a été séparée, quand toutefois les colonnes latérales de la moelle restent intactes. Ils ont trouvé que lorsque la colonne

[1] *Neurolog. Centralblatt*, déc. 1886.

[2] *Der Verlauf notorischen und sensiblen Bhanen durch das Lenden mark des Kaninchens*, 1874.

latérale restait, les mouvements des bras et de la partie antérieure du corps pouvaient être excités de suite par l'irritation de la jambe opposée en arrière de la section, mais seulement avec difficulté par l'irritation de la jambe du même côté. Pour que les impressions de la jambe opposée puissent produire facilement des mouvements dans la partie antérieure du corps, ils ont trouvé qu'il fallait que cette portion de la colonne latérale restât intacte, qui est située dans cette zone limitée par la prolongation en dehors des commissures antérieure et postérieure, c'est-à-dire le tiers moyen. Ludwig et Woroschiloff n'ont pas pu différencier les tractus sensitifs des tractus moteurs de la colonne latérale, et concluent que les deux sont plus ou moins mélangés; mais les faits de la pathologie humaine et expérimentale indiquent qu'ils sont au moins sur une grande étendue, distinctement séparés les uns des autres, et on peut douter que leurs expériences indiquent les trajets d'une sensation véritable comme distincte de ces réactions simplement d'ordre réflexe plus ou moins générales. Il ne semble pas que les trajets d'une sensation propre dégénèrent en haut à une grande distance après la séparation complète de la moelle à n'importe quelle partie. Des trajets qui subissent la dégénérescence ascendante, les principaux sont les colonnes postérieures ou colonnes de Goll qui subissent la dégénérescence ascendante dans une certaine mesure au moins, aussi loin que les noyaux graciles ou noyaux post-pyramidaux de la moelle allongée. Les colonnes externes postérieures ou colonnes de Burdach subissent la dégénérescence ascendante au plus sur la hauteur de quelques racines. En plus, la dégénérescence ascendante se présente dans les tractus cérébelleux directs qu'on peut suivre d'une façon continue jusqu'aux corps restiformes, et de là dans le processus vermiforme supérieur du cervelet. En avant du cordon cérébelleux direct, mais plus ou moins distinct de lui, il y a un autre cordon dans lequel on remarque souvent la dégénérescence ascendante, comme l'a le premier montré Gowers, cordon qui, comme Bechterew[1] l'a vu, diffère dans sa période de développement des autres cordons de la moelle. Celui-ci constitue le cordon antéro-latéral. Aucun de ces cordons n'a cependant été démontré d'une façon décisive, être le trajet d'aucune forme de sensation propre (employant cette expression pour distinguer le trajet des sensations conscientes de celui des impressions, plutôt afférentes et centripètes).

Comme le cordon cérébelleux direct finit sans aucun doute dans le cervelet et, comme les observations de Tooth[2] semblent le montrer, provient surtout des racines postérieures de régions dorsales supérieure et cervicale et non de celles des extrémités inférieures,

[1] *Neurol. Centralblatt*, 1885.

[2] *Secondary degeneration of the spinal cored*, 1889.

nous pouvons l'éliminer des chemins parcourus par les sensations propres. Le cordon antéro-latéral où Gowers placerait volontiers le passage des impressions douloureuses, paraît, d'après les recherches de Tooth, consister principalement en fibres fines et provenir des cellules de la colonne de Clarke. Il monte jusqu'au noyau latéral qui est en haut la continuation de la corne latérale de la moelle cervicale, aussi appelée corne viscérale. Le trajet plus élevé de ce cordon est incertain, quoique la majorité des fibres atteignent, d'après Tooth, en dernier lieu le cervelet. Gowers rapporte un cas de lésion unilatérale de la moelle[1] qui semblerait être à l'appui de cette hypothèse et Bechterew dit qu'à la suite d'une section transversale de la moitié antérieure de la moelle, on observe de l'analgésie. Dans aucune de ces observations cependant, comme le remarque Tooth, nous pouvons éliminer une affection de la substance grise elle-même.

J'ai autrefois fait cette expérience sur un singe chez lequel j'ai divisé la moitié convexe ou externe de la colonne latérale vers le milieu de la région dorsale (*fig.* 23). Malgré une légère paralysie dans le même côté, il n'y avait aucun trouble de la sensibilité tactile ou douloureuse dans la jambe opposée le jour après l'opération. Le plus léger contact sur un membre attirait immédiatement l'attention de l'animal. Un autre singe, chez lequel j'avais sectionné la plus grande portion d'une moitié de la moelle (excepté le cordon postérieur), une partie du cordon antérieur, et cette portion du cordon latéral situé dans l'angle formé par les deux cornes antérieure et postérieure (*fig.* 24), il y avait une paralysie motrice presque complète dans la jambe du même côté, mais la sensibilité n'était pas abolie du côté opposé. On ne pouvait déterminer avec certitude si quelques sensations n'étaient pas atteintes, mais sûrement la sensibilité à la douleur a été conservée. Les expériences sont donc opposées à l'hypothèse que le cordon antéro-latéral est la voie de la sensibilité tactile et douloureuse.

Dans une autre expérience que j'ai faite sur un singe, dont les détails ont été publiés ailleurs[2], j'ai coupé tout le côté gauche de la moelle, à l'exception du cordon médian antérieur et postérieur. Quoique la plus grande portion du cordon médian postérieur gauche et tout le cordon médian postérieur droit, de même que la substance grise à droite, et celle qui entoure le canal central du côté gauche fussent intactes, il y avait une anesthésie complète et une analgésie du côté opposé du corps. Cette expérience donc infirme cette hypothèse que les cordons postérieurs sont la voie de conductibilité de la sensibilité tactile. Elle est aussi contraire à l'hypothèse que la colonne postérieure médiane est la voie du

[1] *Clinical Society's, Transactions*, vol. XI, 1877.

[2] *Hemisection of the spinal cord.*, *Brain*, vol. VII, p. 1.

sens musculaire du même côté. Car la conduite de cet animal indiquait, aussi loin qu'on peut juger de l'observation d'animaux inférieurs, qu'il avait entièrement perdu le sens musculaire du membre opposé; car s'il était capable de mouvoir sa jambe droite intentionnellement dans toutes les directions et pour tous les usages sans aucune apparence d'incertitude ou d'ataxie, et pouvait serrer fortement avec son pied, il ne le faisait seulement que quand la vision était libre. Quand les yeux étaient fermés, l'animal était tout à fait incapable de tirer sa jambe d'aucune position dans un but déterminé.

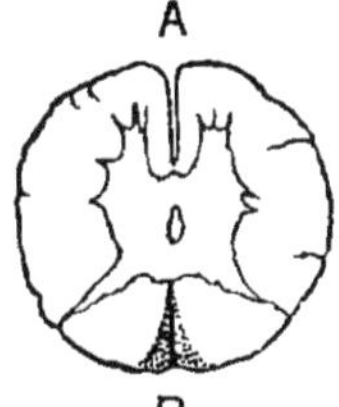

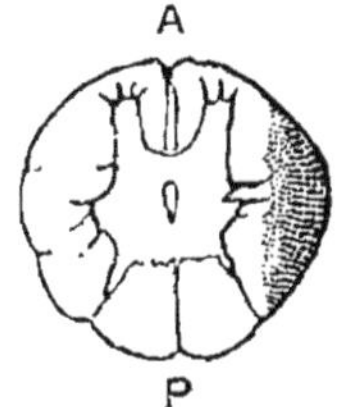

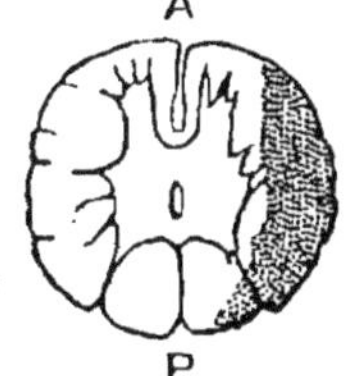

Fig. 23, 24, 25.

Dans une autre expérience, j'ai essayé de diviser avec soin les cordons postérieurs dans le milieu de la région dorsale; j'ai fait la section en plongeant un kératome triangulaire dans la scissure postérieure médiane à une telle profondeur, que j'avais calculée par des expériences répétées sur des moelles, que les cordons médians postérieurs soient divisés jusqu'à la commissure postérieure. Quoiqu'il me sembla que tous les cordons postérieurs étaient divisés, je n'ai pu après la mort vérifier une plus grande destruction que celle des parties avoisinant immédiatement la scissure médiane (*fig.* 25). Quoique l'animal fût pour quelques heures comme faible et maladroit dans ses extrémités postérieures le jour suivant, on n'a pu découvrir le plus léger trouble de la sensibilité tactile ni du sens musculaire. Il courait sans le moindre signe d'ataxie, il grimpait avec son aisance habituelle sur les barreaux de sa cage, il plaçait ses pieds avec précision sans l'aide de la vision et s'apercevait aussitôt quand il touchait terre. Le plus léger contact sur ses pieds ou n'importe quelle portion de la partie inférieure de son corps attirait aussitôt son attention.

Bechterew a aussi trouvé [1] que la section des cordons postérieurs dans la région cervicale chez les chiens ne produit aucune perte de la sensibilité musculaire et tactile, quoique certains désordres de l'équilibre suivent l'opération. Ceux-ci cependant tendent à disparaître avec le temps. Les expériences de Bechterew sont donc

[1] *Neurolog. Centralblatt*, février 1, 1890.

opposées à la théorie qui fait suivre les cordons postérieurs à toutes de la sensibilité propre.

Brown-Séquard a aussi montré, et c'est généralement accepté par tous les physiologistes et les pathologistes, que la voie du sens musculaire ne se croise pas avec les autres tractus sensitifs, mais monte dans la moelle du même côté; de sorte que dans une demi-section ou une maladie unilatérale de la moelle, le sens musculaire est atteint ou aboli du même côté que la lésion et intact dans le membre opposé anesthésique. Les faits d'hémisection de la moelle chez le singe sont à mon avis opposés à cette hypothèse, mais je suis prêt à admettre que les expériences sur les animaux inférieurs, chez lesquels nous ne pouvons que supposer les états de conscience, ne sont pas aussi satisfaisantes à ce point de vue que les observations prises chez l'homme. Cependant, en étudiant les cas qui ont été présentés à l'appui de la théorie de Brown-Séquard, j'ai trouvé que l'évidence de la conservation du sens musculaire dans le membre d'autre part anesthésique, et son atteinte ou sa perte dans le membre du côté de la lésion n'était pas toujours satisfaisante.

Des quarante-trois cas[1] de lésion apparemment unilatérale de la moelle, desquels il n'y a cependant que deux autopsies, dans vingt-quatre seulement il est fait mention de l'état du sens musculaire dans les mémoires originaux. Dans six, la seule preuve donnée de la conservation du sens musculaire, était la possibilité de percevoir une forte pression et de diriger les mouvements avec précision : faculté qu'on a trouvée possible avec l'absence complète d'aucune sensation de mouvement. Dans quatre, on ne dit pas la méthode employée. Dans un cas, on dit que le sens musculaire paraît être normal des deux côtés, sans autres détails. Dans un autre, on dit seulement que le membre paralysé ne jugeait pas aussi exactement que l'autre la différence des poids. Dans trois cas, le sens musculaire[2] était intact dans le membre d'autre part anesthésique, mais dans ces trois cas il y avait conservation de la sensibilite tactile. Dans un cas[3], le sens musculaire paraissait perdu dans la jambe paralysée, mais dans ce cas il y avait une anesthésie du bras du même côté et probablement aussi par suite de la jambe. Dans un, il semblerait qu'on n'ait fait aucune recherche du sens musculaire, pendant que le membre était paralysé; après on dit qu'il y avait un certain degré d'incoordination et perte de la notion de position. Dans un autre[4], la seule note qu'on lisait était que le malade avait

[1] La plupart de ces cas ont été rapportés par Brown-Séquard dans les *Archives de Physiologie*, vol. I et II.

[2] Perroud. — *Journ. de méd. de Lyon*, vol. II, 1868 ; Gilbert, *Archives Neurolog.*, t. III, p. 275 ; Bayne, *Lancet*, vol. II, 1865, p. 117.

[3] Brown-Séquard. — *Lancet*, vol. II, 1868, p. 689, cas 2.

[4] Dundas. — *Edin. Med. journ.*, 1885. p. 304.

conservé la faculté d'estimer les poids et la consistance des corps sur le membre anesthésié. L'état de l'autre membre n'était pas mentionné et aucun détail exact n'est donné sur les autres formes de la sensibilité. Des autres cas, dans un le sens musculaire était perdu dans le côté anesthésié [1], on ne parle pas de l'état de l'autre membre. Dans un autre [2], les conditions varient avec les progrès de la maladie, mais le sens musculaire fut toujours intact sur le membre anesthésié aussi longtemps que la sensibilité tactile et la faculté de localisation furent conservées. Dans le troisième [3], le sens paralysé et son état sur le membre anesthésié n'est pas mentionné. C'était le seul cas avec autopsie.— Dans un autre, le cas de Kœbner [4], on a trouvé, en examinant le membre paralysé, que le malade avait une parfaite connaissance des mouvements qui lui étaient communiqués passivement, et Jaccoud [5] a publié un autre cas semblable. Donc, quoiqu'il semble y avoir quelques faits à l'appui de la théorie de Brown-Séquard, d'autres lui sont complètement opposés. De sorte que l'on ne peut pas dire que l'observation clinique donne un appui absolu à la théorie qui veut que le sens musculaire reste intact quand les autres formes de la sensibilité sont perdues. Tel est l'état de la question; les détails du cas suivant que j'ai observé récemment ont quelque importance.

W. S..., âgé de vingt-cinq ans, est admis comme malade externe à l'hôpital national, « for the paralysed and the epileptic », le 21 mars 1890. Santé antérieure bonne jusqu'à il y a trois ans, époque à laquelle il contracta la syphilis. A Noël 1888, il observa qu'il avait une certaine difficulté à vider sa vessie. Peu après, il eut une paralysie temporaire des sphincters, et de la vessie et du rectum. En avril 1889, il se plaignit d'une faiblesse de la jambe gauche qui se dissipa après quelques mois; à cette époque, la jambe droite fut prise et est restée atteinte, devenant jusqu'à maintenant de plus en plus raide. A l'examen, il y avait de la douleur à la percussion, entre la dixième et la douzième vertèbre dorsale, et à un moindre degré un peu au-dessus de ce point. Le malade se plaignait de constriction autour du ventre, juste au-dessus de l'ombilic. Il n'y avait ni réflexe abdominal, ni crémastérien du côté gauche, mais à droite ils existaient même bien marqués. Etat des membres : la jambe droite est parétique et raide. Le réflexe patellaire est très exagéré et il y a une contracture marquée du pied. Dans cette jambe, toutes les genres de sensibilité sont normales. Quand ses yeux sont fermés, il peut indiquer avec une précision parfaite tous

[1] Sir Charles Bell's. — *Case, Nervous system*, p. 245.
[2] Mackenzie's. — *Case.* (*Lancet*, 1883, vol. I, p. 995.)
[3] Charcot et Gombault. — *Archiv. de Physiol.* vol. V, p. 144.
[4] *Archiv. f. Klin. med.*, 1877, p. 208.
[5] *Leçons de Clin. méd.*, 1867, p. 45.

les mouvements qu'on communique à son membre. Il y a de la faiblesse de la jambe gauche et le réflexe patellaire est augmenté. Il n'y a pas une analgésie complète, mais il y a une anesthésie tactile complète depuis le pied jusqu'au genou et affaiblissement de cette sensibilité du genou jusqu'au niveau de l'ombilic. La sensibilité à la chaleur et au froid est très atteinte. Les yeux fermés, il est absolument incapable de dire où est son membre ou une partie de ce membre, mais il peut diriger ses mouvements avec assez de précision. Dans un autre cas, le malade devient subitement paralysé de la jambe gauche et anesthésique à droite. Il a découvert ce fait par l'insensibilité de sa jambe gauche à l'eau chaude, que son autre jambe ne pouvait supporter. — A l'époque de mon examen, un mois après l'attaque, il avait guéri de sa paralysie de la jambe gauche, mais à droite il était toujours insensible à la chaleur et à la douleur. La sensibilité tactile était également bonne des deux côtés, ainsi que le sens musculaire. A mon avis, l'évidence, d'après tous les nombreux faits mentionnés, est en faveur de cette idée que tout le trajet de la sensibilité remonte du côté opposé de la moelle et qu'il n'est pas contenu ni dans la colonne postérieure médiane, ni dans le cordon cérébelleux direct, ni dans le cordon antéro-latéral, et comme le cordon pyramidal peut être entièrement sclérosé sans trouble de la sensibilité, nous sommes amenés en procédant par exclusion à admettre que le trajet de la sensibilité est en relation immédiate avec la substance grise. Si le trajet sensitif entre en relation continuelle avec la substance grise, cela rendrait compte de la non dégénérescence ascendante comme les autres cordons afférents de la moelle.

LEÇON V

MONSIEUR LE PRÉSIDENT,

MESSIEURS,

Les recherches cliniques et pathologiques semblent montrer que dans leur trajet jusqu'au cerveau à travers la moelle et la protubérance, les cordons sensitifs passent par la formation réticulaire. — Ces cordons, c'est-à-dire le postérieur externe et le postérieur médian, qui ne subissent pas de décussation dans la moelle, subissent la décussation dans les nucléi graciles et dans les noyaux de la couche intéro livaire et de là dans la formation réticulaire (Edinger). Plus haut, ils se continuent évidemment dans le tegmentum du pédoncule cérébral et de là dans la partie postérieure de la capsule interne où ils s'irradient en dehors, suivant Flechsig, et se distribuent dans l'écorce, dans la région située entre la scissure de Rolando et le lobe occipital. Meynert a supposé que le tiers externe du pied du pédoncule est le passage des tractus sensitifs de la moelle dans la capsule interne ; et en faveur de cette hypothèse est le fait suivant que la dégénérescence descendante, que l'on rencontre souvent dans les autres fibres du pied du pédoncule, manque généralement dans cette partie. Bechterew et Rossolymo[1] cependant, ont publié des cas de dégénérescence de cette partie du pédoncule évidemment en rapport avec des lésions des lobes occipital et temporal, et Flechsig dit que ces fibres n'entrent pas dans la capsule interne et s'infléchissent en bas et en dehors pour s'irradier dans l'écorce des régions temporale et occipitale. On suppose qu'elles unissent ces régions au cervelet par l'intermédiaire de la substance grise de la protubérance, mais c'est là un point qui, je pense, demande de nouvelles recherches. Pour jeter autant que possible quelques lumières sur les fonctions et les rapports de cette partie du pédoncule, je l'ai

[1] *Neurol. Centralblatt.*, n° 7, 1886.

récemment sectionné chez trois singes. Cette opération est assez grave, mais on peut assez facilement voir le pédoncule après l'ablation de la portion inférieure de la région temporale. — Chez les trois animaux on créa d'une façon satisfaisante la lésion, mais aucun d'eux ne se remit de l'opération assez pour me permettre de faire des observations assez exactes. Mais chez aucun d'eux il n'y avait une perte totale de la sensibilité ou un trouble plus grand que celui imputable à la lésion cérébrale. — Mais telles que ces expériences sont opposées à l'hypothèse qui place dans le tiers extérieur du pied du pédoncule le passage des fibres sensitives.

Les expériences de Veyssière [1] et les recherches de Charcot sur l'hémianesthésie cérébrale chez l'homme ont amplement démontré que les tractus sensitifs se trouvent séparés des fibres motrices dans la partie postérieure (ou plutôt dans le tiers postérieur du segment postérieur) de la capsule interne. Les fibres sensitives étant séparées des fibres motrices dans la capsule interne, on se demande si ces fibres, jusque là distinctes, se fusionnent avec des fibres motrices dans l'écorce (comme le pensent quelques-uns) ou se distribuent à quelques régions spéciales.

Dans mes premières expériences, j'ai observé que la sensibilité commune et tactile semble être complètement intacte quelle que soit l'étendue des lésions de chaque portion de l'écorce des hémisphères, mais j'ai remarqué dans plusieurs cas, dans lesquels les lésions s'étendaient profondément dans le lobe temporal que la sensibilité était atteinte ou abolie dans le côté opposé du corps. Une autopsie soigneuse a montré que dans tous les cas la région de l'hippocampe (corne d'Ammon et circonvolution de l'hippocampe) était plus ou moins atteinte. Ces faits montrent la région de l'hippocampe comme le centre de la sensibilité commune et j'ai alors cherché des expériences par lesquelles je pouvais atteindre et détruire cette région. Cependant, à cause de sa situation profonde et cachée, cela est pratiquement impossible et on ne peut les atteindre que par des méthodes qui entraînent une plus ou moins grande destruction du lobe occipital ou de la région temporale inférieure. — On peut cependant tenir compte et éliminer les effets des lésions de ces régions et tout symptôme en plus de ceux que l'on peut leur attribuer peut être considéré comme dû à la lésion de la région de l'hippocampe. La méthode que j'ai suivie dans mes premières expériences consistait à enlever et détruire la région de l'hippocampe par un cautère enfoncé à travers le lobe occipital et dirigé en bas et en avant suivant le trajet de corne descendante du ventricule latéral. De cette manière j'ai

[1] *Recherches cliniques et expérimentales sur l'hémianestésie de cause cérébrale*. 1874.

réussi primitivement et secondairement à détruire la région de l'hippocampe et ses connections médullaires sans blesser le pédoncule et les tissus voisins. La schema devant vous est la reproduction de l'aspect superficiel de la lésion de l'un de ces cas et de la trace du sillon du cautère[1]. Le résultat de cette opération fut un anesthésie et une analgésie du côté opposé du corps, il y avait une absence complète ou à peu près complète de réaction aux excitations sensitives. Les membres n'avaient pas de paralysie motrice, mais on aurait dit qu'ils étaient lourds et maladroits, et les pieds constamment avaient une tendance à glisser de la perche, quand l'animal fermait les yeux ou s'endormait. Dans aucune des premières expériences, les animaux ne furent laissés en vie longtemps, parce que je croyais nécessaire de les tuer dès que les symptômes avaient apparu assez clairement, pour éviter les complications par une extension secondaire de la lésion, la chirurgie antiseptique n'étant pas encore en vogue à cette époque. Les lésions dans ce cas [2] étaient strictement limitées aux régions de l'hippocampe et occipito-temporale, et sans aucune atteinte de la capsule interne du pédoncule. Ces expériences n'ont fourni aucune donnée pour la permanence des symptômes, mais elles ont suffisamment indiqué une région, sinon toute la région, en rapport avec la sensibilité commune, tactile et musculaire du côté opposé du corps.

J'ai repris plus tard mes recherches [3] sur ce sujet avec le profesfesseur G.-F. Yeo. La méthode fut en partie celle que j'avais déjà employée, c'est-à-dire la destruction, par le cautère et en partie la section de la région de l'hippocampe par la partie convexe du lobe temporo-sphénoïdal. Nous avons fait dix expériences en tout, dont cinq sur deux hémisphères. Les résultats de ces séries d'expériences confirment entièrement ceux auxquels j'étais déjà arrivé et montrent que la sensibilité tactile était dans tous les cas atteinte ou abolie en proportion de la destruction de la région de l'hyppocampe et temporale inférieure. Malheureusement aucun des animaux chez lesquels la destruction était complète et l'anestésie absolue n'ont survécu assez de jours, en sorte que la question de la durée est toujours irrésolue. Mais on a établi qu'on pouvait produire une lésion assez étendue dans une ou dans les deux régions de l'hippocampe sans produire une anesthésie permanente. Je n'ai pas besoin d'entrer dans les détails de ces expériences. Les deux suivantes suffiront.

[1] Voir fig. 105. *Functions of the Brain*, p. 329.

[2] Voir fig. 107 et 108. *Functions of the Brain*, p. 331.

[3] *Phil. Transact.* Part. II, 1884. Expériences XXIV à XXXIII, fig. 103 à 181.

Dans une expérience[1] l'hémisphère gauche fut exposé et toute la circonvolution temporale inférieure et la région de l'hippocampe furent grattés; la lésion ne laissait seulement que la marge interne de la circonvolution de l'hippocampe avec le tœnia semi-circulaires intacte. Seulement une portion de la circonvolution de l'hippocampe comprise entre les scissures calcarine et collatérale (lobule linguale) reste en place. Le résultat de cette expérience fut plus sérieux, il y avait à droite une insensibilité aux excitations thermiques qui produisaient à gauche une vive douleur, et une insensibilité totale du tact, quand on touchait l'animal, qu'on le piquait légèrement, qu'on le frottait). L'animal pouvait bouger ses membres, mais avec une grande maladresse et incertitude. Pendant que l'animal était au repos, les yeux fermés, j'ai tiré son bras droit loin de son corps, ce dont il ne s'apercut que lorsqu'il tomba. Il était très sensible à toutes les excitations même légères à gauche. L'ouïe était intacte des deux côtés, la vue cependant paraissait un peu obscure quoique peu abolie vers la droite (ceci est un point important pour ce qui regarde la production de l'hémipiopie par une lésion de la région temporo-occipitale discutée plus haut). Il y avait une anesthésie de la narine droite. Les symptômes furent les mêmes le second jour de l'opération, l'animal semblait être en bon état d'autre part; le troisième jour, il mourut subitement d'hémorrhagie secondaire. Une série de sections microscriques du cerveau ont montré qu'à l'exception des blessures décrites ci-dessus dans la région temporale inférieure et de l'hippocampe, les ganglions de la base, les pédoncules et les autres parties étaient parfaitement intactes.

Chez un autre animal, on fit une semblable opération, produisant un arrachement presque compfet de la région de l'hippocampe et de la région temporale inférieure du reste de l'hémisphère. Chez cet animal, il y avait d'abord une analgésie presque, sinon tout à fait totale, d'une anesthésie absolue à toutes les formes d'excitation tactile sur tout le côté droit du corps. L'ouïe fut intacte, mais la vue était quelque peu atteinte vers ce côté, l'animal semblant avoir un certain degré d'incertitude sur la position des objets qu'on lui offrait du côté droit. Même état le troisième jour, où l'animal a eu une légère attaque à droite indiquant quelque irritation, qu'on a trouvé, due à l'autopsie à une légère hémorrhagie récurrente. Après, l'analgésie devient absolue et toutes excitations tactiles restaient sans réponse, Il y avait aussi une insensibilité totale au chatouillement de la narine droite; la même épreuve à gauche produisait des grimaces et des signes évidents de malaise. L'animal pouvait bouger ses jambes librement et saisissait solidement les objets avec la main droite, mais il tombait continuelle-

[1] Expériences XXVII, fig. 125 à 132. *Op. cit.*

ment du côté droit à cause de la manière maladroite et quelque peu incertaine avec laquelle il plaçait ses membres. La mort arriva le quatrième jour. On trouva que les lésions étaient limitées soigneusement au lobe temporal inférieur et à la région de l'hippocampe de l'hémisphère gauche sans la plus légère participation des pédoncules ni de ganglions de la base. Ces expériences prouvent que les formes variées de sensation comprises sous le nom de sensibilité commune et tactile, comprenant la sensibilité cutanée, muco-cutanée et musculaire peuvent être profondément alteintes ou abolis, momentanément au moins, par des lésions destructives de la région de l'hippocampe et le degré et la durée de l'anesthésie varient avec l'étendue de la destruction des régions en question.

Ce sujet a été ensuite repris par Horsley et Schæfer[1] qui, autant que je le sache, sont les seuls physiologistes qui ont répété mes expériences sur ce sujet.

Horsley et Schæfer ne purent d'abord corroborer mes observations, mais je pus leur démontrer que cela dépendait de l'imperfection de la section de l'hippocampe et je les ai assisté dans quelques-unes de leurs expériences, qu'ils poursuivirent ensuite parfaitement. Chez un animal chez lequel la région de l'hippocampe fut enlevée il y avait le jour suivant une partielle analgésie et une insensibilité complète au tact du côté opposé. La mort cependant arriva le second jour, de sorte que dans ce cas on ne peut pas conclure quant à la durée.

Dans une seconde expérience, on enleva la région de l'hippocampe et les incisions furent faites aussi de façon à séparer la marge de la scissure calcarine et l'hippocampus minor. Cet animal était très anesthésique du côté opposé, mais il ne paraissait pas y avoir une analgésie absolue. Cependant toutes les épreuves du tact, toucher, frôler, frotter, piquer doucement, n'étaient pas perçues, tandis qu'elles attiraient l'attention aussitôt de l'autre côté.

L'anesthésie tactile dura plusieurs semaines sans changement appréciable, mais une amélioration graduelle, se produisit, de sorte que l'examen à la fin de la sixième semaine révéla seulement un certain degré d'altération, l'attention par la piqûre, etc., étant altérée moins facilement du côté opposé à la lésion que de l'autre côté. Un pincement, une piqûre plus forte, la chaleur cependant semblaient être bien perçues. La diminution graduelle de l'anesthésie produite par une ablation de la région de l'hippocampe m'a amené a suggérer de semblables expériences sur le gyrus fornicatus pour vérifier si le centre tactil ne pourrait pas s'étendre dans le reste du lobe falciforme dont la région de l'hippocampe n'est qu'une partie. Telle est l'origine de leurs expériences sur le gyrus fornicatus, qui prouvent la précision des idées anatomiques de

[1] *Functions of the cerebral Cortex*. B. XX Phil. trans. 1888.

Broca sur l'unité du lobe falciforme et démontrent que les lésions du gyrus fornicatus produisent des symptômes semblables à ceux observés après la destruction de la région de l'hippocampe et peut-être même plus intenses et plus durables. Dans une de ces expériences auxquelles j'assistais, sur un animal chez lequel quelques semaines auparavant on avait enlevé l'hippocampe et qui avait complètement guéri de l'anesthésie qui avait immédiatement suivi la première opération, on exposa le même hémisphère, et la région de la scissure longitudinale et on excisa le gyrus fornicatus toute la longueur du corps calleux. A la suite de cette opération on observa une analgésie absolue du côté opposé, durant plusieurs jours après l'opération et une complète insensibilité aux excitants légers du tact. L'analgésie diminue avec le temps, mais six semaines après l'opération elle était toujours manifeste à un certain degré. La sensibilité tactile ne semblait pas améliorée, il ne percevait aucune des excitations légères. L'animal était en parfaite santé et sans aucun trouble de la motricité; quoique immédiatement après l'opération, il y avait une certaine maladresse de la jambe opposée, due à la blessure du lobule postero-pariétal et du voisinage pendant les opérations nécessitées pour mettre au jour le gyrus fornicatus.

Schæfer et Horsley ont fait beaucoup d'autres expériences qu'ils ont publiées dans leur mémoire dans les *Phil. Trans.* et ils recherchèrent aussi s'il y avait des parties du lobe falciforme spécialement en relation avec des régions particulières du côté opposé. Ils concluent de leurs expériences : « Nous avons trouvé que toute lésion extensive du gyrus fornicatus est suivie d'une hémianesthésie plus ou moins marquée et persistante. Dans quelques cas, l'anesthésie comprend presque tout le côté opposé du corps ; dans d'autres elle s'est localisée soit aux membres supérieurs ou inférieurs, soit au tronc, mais nous n'avons pas pu établir une relation entre telle partie du corps atteinte et telle partie détruite de la circonvolution. De plus, l'anesthésie était fréquemment très prononcée et durait les trois ou quatre premiers jours après l'opération, et, en effet, plusieurs fois il y avait une insensibilité complète, tactile et douloureuse, au point qu'une piqûre très forte et qu'un fer chaud ne produisait aucune sensation, mais après ce laps de temps une amélioration se produisait, l'anesthésie graduellement guérissait ou plutôt se localisait en des régions définies. — Dans tous les cas cependant, dans lesquels l'insensibilité était bien marquée les premiers jours, elle a persisté quoiqu'à un moindre degré pendant les semaines dans les cas où les animaux ont été aussi longtemps conservés. Dans d'autres cas dans lesquels la lésion apparemment était légère, la diminution de la sensibilité quoique d'abord très marquée disparut ensuite entièrement. — Dans quelques cas, l'hémianesthésie prit la forme d'une incapacité ou d'une diminution de apacité de localiser le siège de l'irritation, tandis que dans un cas ù la diminution de la sensibilité était très frappante, l'animal épondait à une excitation assez forte pour être perçue, en se grattant une partie différente de celle d'où était partie l'excitation. .a *figure* 40, A[1], représente l'état de l'hémisphère droit d'un animal chez lequel les lésions indiquées ont produit d'abord une complète analgésie, suivie d'une anesthésie partielle durant dix semaines, alors l'animal est mort d'une opération sur l'hémisphère auche. — La *figure* 42[2] représente le cerveau d'un animal chez quel les deux tiers antérieurs du gyrus fornicatus furent enlevés. y eut une complète anesthésie pendant peu de jours. Une semaine après l'opération, l'état était beaucoup amélioré et à cette poque tout le côté droit répondait aux impressions douloureuses, nais souvent il y avait un manque de localisation du siège de ces mpressions, l'animal se grattant une partie différente de celle touhée.

L'amélioration se fit graduellement, de sorte qu'après un certain emps il était difficile de percevoir une différence dans la sensibité des deux côtés excepté dans le bras, l'épaule et le pied. Onze emaines après la première opération, le gyrus fornicatus droit ut exposé et on gratta sa surface avec une aiguille. Cette opération e donna aucun résultat perceptible, et quinze jours après l'animal fut tué. La *figure* 43[3] représente le cerveau d'un singe chez equel la partie postérieure de la circonvolution de l'hippocampe auche fut détruite. — Le résultat fut une grande diminution des éactions tactiles et douloureuses sur la partie postérieure de côté roit du corps, avec une légère diminution sur tout le côté droit.

Il est probable que, quoique représentant la sensibilité du côté pposé en général, certaines parties du lobe falciforme peuvent eprésenter plus spécialement la sensibilité de certaines régions. Iais quoique j'ai à l'occasion noté dans mes expériences sur la égion de l'hippocampe, comme Schæfer et Horsley dans leurs expéiences sur le gyrus fornicatus, qu'il semblait qu'une région avait té affectée plus qu'une autre, cependant parfois la chose n'était as apparente et en général l'anesthésie affectait tout le côté pposé, face, bras, jambe et tronc. Donc on ne peut pas conclure l'existence de centre spécialisé dans le centre général. — Il est robable cependant qu'un certain degré de localisation peut être tabli par les fibres associés qui unissent cette région aux centres noteurs de l'écorce.

On n'a pas pu produire la perte totale et persistante de toutes es formes de la sensibilité commune et tactile du côté opposé par

[1] *Op. cit.*
[2] *Op. cit.*
[3] *Op. cit.*

les lésions destructives du lobe falciforme, mais cela tient peut-être à ce que ce lobe n'a pas été entièrement détruit. — Il est probable cependant que la sensibilité commune peut, jusqu'à un certain point au moins, être représentée bilatéralement de sorte qu'une certaine compensation se fait par le lobe falciforme de l'autre hémisphère. Le trajet des fibres qui unissent le lobe falciforme et la partie sensitive de la capsule interne n'a pas encore été décrit par les anatomistes, mais, à cause des preuves qui ont été données plus haut, des rapports du lobe falciforme avec la sensibilité commune et tactile, il est certain que l'hypothèse de Flechsig sur la distribution des fibres sensitives dans le lobe pariétal doit être modifiée. On ne peut admettre comme exact aucun des schémas de la distribution corticale des fibres sensitives qui ne comprennent pas la distribution de ces fibres à l'écorce des circonvolutions du corps calleux et de l'hippocampe. Quoique le gyrus fornicatus paraît être une région purement sensitive et que par suite sa destruction ne devrait pas donner lieu à une dégénérescence centrifuge dans la moelle, France[1] a trouvé, en rapport évident avec la destruction du gyrus fornicatus, une dégénérescence secondaire des cordons pyramidaux dans le pédoncule et la moelle. On doit remarquer cependant que dans la plupart des cas, sinon dans tous, où le gyrus fornicatus a été détruit, la circonvolution marginale et les autres centres moteurs de voisinage et leurs fibres sont plus ou moins lésés et on peut soupçonner que la dégénérescence descendante est due à cette cause — France, cependant, croit que la dégénérescence occupe une région différente du cordon pyramidal de celle résultant de la région de la circonvolution marginale seule, la dégénérescence dans ce dernier cas occupe la partie postérieure et externe du cordon pyramidal croisé et dans le premier cas toute la même région.

Ces explications ne sont pas cependant suffisantes pour lever les doutes : et ils sont appuyés sur ce fait, que les lésions de la section de l'hippocampe du lobe falciforme, suffisamment éloignée des centres moteurs et de leurs fibres conductrices, pour assurer leur intégrité n'entraînent à leur suite aucune dégénérescence du cordon pyramidal. La question demande encore de nouvelles recherches.

CENTRE DU GOUT ET DE L'OLFACTION

La position du centre olfactif ou au moins sa principale situation peut être avec une grande probabilité déduite des rapports corticaux

[1] *Dégénérescence descendante après les lésions de la circonvolution marginale et du gyrus fornicatus chez les singes* (*Phil. Trans.*, B. XLVIII, 1889).

des fibres olfactives en dehors des expériences physiologiques. Le principal rapport et chez l'homme le seul constant des fibres olfactives avec l'hémisphère, est la racine externe qui se dirige au dehors à travers l'espace perforé antérieur vers l'écorce du lobule

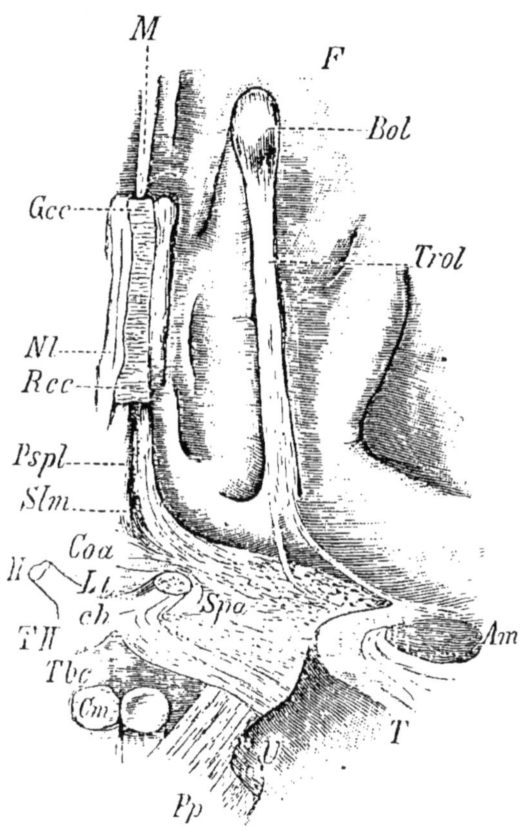

Fig. 26 (d'après Obersteiner).

Pp, pied du pédoncule. — *Cm*, corps mammillaires. — *Tbc*, tuber cinereum. — *Tll*, tractus opticus. — *ch*, chiasma. — *II*, nerf optique. — *T*, lobe temporal. — *U*, crochet. — *Am*, noyau amygdalien. — *Spa*, substance perforée antérieure. — *Lt*. lamina terminalis. — *Coa*, commissure antérieure. — *Pspl*, pédoncules septi pellucidi. — *Slm*, sulcus médias, substance perforée antérieure. — *Rcc*, rostre du corps calleux. — *Gcc*, genou du corps calleux. — *Nl*, nerf de Lancisi. — *M*, scissure longitudinale. — *F*, lobe frontal. — *Bol*, bulbe olfactif. — *Tol*, tractus olfactif.

de l'hippocampe ou extrémité antérieure et inférieure de la circonvolution de l'hippocampe (*fig.* 26 — Trol.). A cause de la formation originale du bulbe et du nerf olfactif, d'un diverticule de la vésicule cérébrale antérieure, dont la cavité a été presque entièrement oblitérée, les restes de ces rapports primitifs avec la face moyenne, externe, supérieure et inférieure de l'hémisphère cérébral sont considérés comme racines du nerf olfactif. Quoique chez l'homme et chez le singe toutes ces racines externes soient pratiquement oblitérées, cependant chez d'autres animaux chez lesquels le sens de l'odorat est très développé, on décrit habituellement quatre racines, soit une externe passant dans le lobule de l'hippocampe, une supérieure et une moyenne en rapport respectivement avec la substance grise de la base du lobe frontal et du trigonum olfactorium, ou substance grise de l'espace perforé antérieur, et une interne qui paraît se fusionner avec l'extrémité

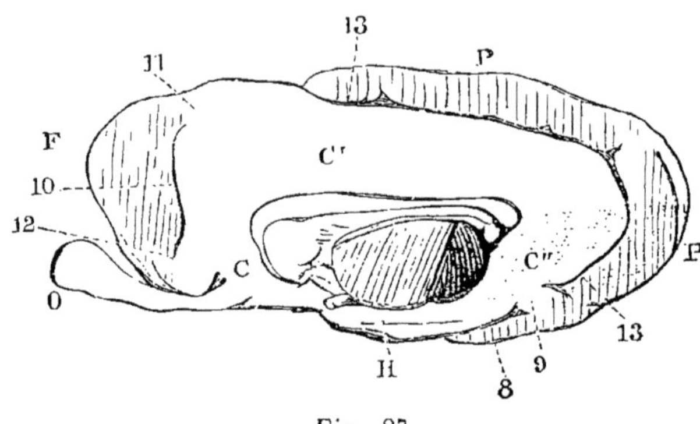

Fig. 27.

Surface interne de l'hémisphère droit de la loutre (Broca).

O, lobe olfactif. — *H*, lobe de l'hippocampe. — *C*, commencement du lobe du corps calleux. — *C*, *C'*, *C''*, lobe du corps calleux. — *F*, lobe frontal. — *PP*, lobe pariétal. — 8, scissure limbique. — 9, pli de passage retrolimbique. — 10, sillon subfrontal. — 11, pli de passage fronto-limbique. — 12, pli de passage inférieur fronto-limbique. — 13, scissure subpariétale.

antérieure de la circonvolution du corps calleux. Les rapports du nerf olfactif par ses racines interne et externe avec les extrémités antérieure et postérieure du lobe falciforme ont été comparés par Broca à une raquette dont la circonférence est formée par le lobe falciforme et le manche par le nerf optique et son bulbe (*fig.* 27).

Suivant le développement du sens de l'odorat chez les différents animaux varie la structure de la totalité ou d'une partie de la région ci-dessus décrite. Broca divise tous les animaux en deux classes, d'abord les « osmatiques », classe qui comprend la grande majorité des mammifères, et secondement, les « anosmatiques », dans lesquels le sens de l'odorat est relativement peu développé (primates, carnivores, amphibies, ou rudimentaire (balanides), ou absent (delphinidee). Chez les osmatiques, comme vous pouvez le voir dans les exemplaires devant vous, le bulbe et le tractus olfactif sont grands et le lobule de l'hippocampe atteint en particuculier des proportions extraordinaires et chez quelques animaux il constitue la plus grande portion de l'hémisphère cérébral. Dans les anosmatiques, le lobule de l'hippocampe est relativement petit chez eux, — tel que l'homme et le singe, — dont le sens de l'odorat, quoique bon, est subordonné à d'autres facultés sensorielles, tandis que chez les balanides il est très réduit, et manque presque chez les delphinides. La limite postérieure du lobule de l'hippocampe est nettement indiquée chez les osmatiques

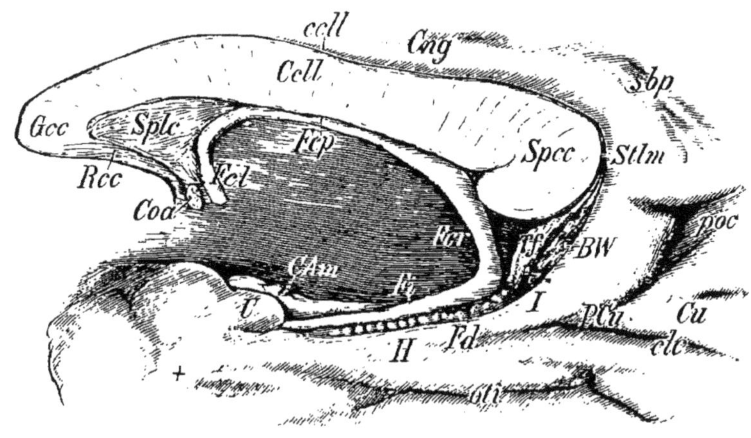

Fig. 28 (d'après Obersteiner).

Ccll, corps calleux, — *Gcc*. genou du corps calleux. — *Coa*. commissure antérieure. - *Fcl*, colonne du trigone. — *Fcr*. croix du trigone. — *CAm*, corne d'Ammon. — *f*, tubercule du fascia dentata. — *BW*, balken windung (circonvolution sphénique). — , isthme du gyrus fornicatus. — *U*, crochet. — *Pcu*. pédoncule du coin. — *Sbp*, scisure subpariétale. — *Clc*, scissure calcarine. — *Rcc*. rostre du corps calleux. — *pa*. bec du corps calleux. — *Splc*. septum lucidum. — *Fcp*, corps du trigone. — *i*, fimbria. — *Fd*, corps dentelé. — *Stlm*, stria longitudinalis medialis. — *G*. gyrus ingali. — *H*, circonvolution de l'hippocampe. — *Co*, coin. — *Ccll*, sillon du corps calux. — *Poc*, scissure pariéto-occipitale. — *Oti*, scissure occipito-temporale inférieure.

ar une circonvolution de passage qui interrompt la continuité e la scissure limbique et unit le lobule à la partie tempora-pariéale de l'hémisphère. C'est le pli de passage rétro-limbique de roca (*fig.* 27, 9.)

Chez l'homme et chez le singe, on considère généralement omme l'homologue de cette circonvolution, le pied du coin ou le li de passage cunéo-limbique (*fig.* 28 P C *u*.) réunissant le coin la circonvolution de l'hippocampe.

Beauregard [1] le place dans le cerveau de la baleine à l'extréité du lobe temporal immédiatement postérieur à l'uncus et uckerkand [2] lui assigne une même position dans le cerveau du auphin.

[1] *Sur l'encéphale des balanides.*

[2] *Ueber das Riechcentrum.* 1887.

Je suis porté à croire, au point de vue physiologique, que chez l'homme et chez le singe la limite postérieure du lobule de l'hippocampe est le pli de passage qui unit l'uncus à l'extrémité antérieure du lobe tempora-phénoïdal (+ *fig.* 28). C'est très net dans le cerveau du chimpanzé que je vous montre ici. Ce qui fait, que le lobule de l'hippocampe ou pyriforme correspond au gyrus uncinatus et non au gyrus de l'hippocampe en entier, qui, comme nous l'avons vu, est une portion du centre tactile.

La largeur relativement grande de la racine interne chez quelques animaux, et son rapport apparent avec le gyrus fornicatus avait amené Broca à croire qu'il y avait un rapport entre le développement de cette région et le sens de l'odorat, mais le fait qu'il admet lui-même, que la portion antérieure de la circonvolution du corps calleux, est particulièrement bien développée dans le cerveau des cétacés, chez lesquels le sens du goût est très rudimentaire, est opposé à cette hypothèse. Zuckerkand, cependant, prétend que l'extrémité antérieure du corps calleux, chez le dauphin, est à un certain degré atrophiée, comparativement aux animaux osmatiques. Le rapport de la racine interne avec la circonvolution du corps calleux me paraît être seulement superficiel et probablement cette racine rejoint en réalité l'extrémité antérieure de ce que Zuckerkand appelle la circonvolution marginale (Randwindung) qui forme la limite du lobe falciforme, et se continue postérieurement avec le fascia dental (*fig.* 28 *f. d*). La portion dorsale et au-dessus du corps calleux de cette circonvolution est, chez les animaux anosmatiques presque entièrement effacée les restes atrophiés constituant les nerfs de Lancisi (*Stlm.*, *fig.* 28) qui sont visibles chez l'homme à la face supérieure du corps calleux. Il décrit aussi comme particulier aux animaux osmatiques, un prolongement du lobe falciforme qui se trouve au-dessous du splenium du corps calleux et qu'il appelle « Balken windung ». Schwalbe cependant le considère plutôt comme une portion du gyrus dentatus. — On le rencontre souvent chez l'homme (*B. W. fig.* 28). Zuckerkand, essaie aussi d'établir un rapport entre le développement des sens de l'odorat et largeur de l'hippocampe ou la corne d'Ammon. Il soutient que chez le dauphin la corne d'Ammon est réduite à une portion insignifiante et prétend, contrairement aux autres anatomistes, que ce que l'on regarde comme l'hippocampe, et qui correspond à sa structure sur ses autres rapports, n'est pas du tout l'hippocampe, mais simplement une proéminence, dans la corne descendante du ventricule latéral, correspondant aux éminences collatérales de Meckel. — N'ayant pas fait de recherches sur ce point, je m'en rapporte à l'opinion de sir W. Turner. Il m'écrit ce qui suit :

« Je vous décrirai une dissection que j'ai faite de la corne descendante du ventricule latéral d'un cerveau de marsouin. — Cette corne se continue avec l'extrémité postérieure des corps du ventricule latéral et se dirige en arrière et en bas dans ce lobe de l'hémisphère, que l'on peut, par sa position, appeler tempora-sphénoïdal. Il contenait une éminence bien nette sur son plancher qui était indubitablement l'hippocampe major. — Cette éminence de 23 millimètres de long. de la forme d'une massue, avait un diamètre transverse de 4 à 5 millimètres.

« Le long du bord interne de l'hippocampe s'attachait le pilier postérieur du trigone comme le tœnia de l'hippocampe. Le plexus choroïdé se plaçait dans la corne descendante immédiatement à la partie interne du tœnia de l'hippocampe. La circonvolution de l'hippocampe était en rapport avec le bord interne concave du tœnia de l'hippocampe. Elle mesurait en largeur de 5 à 6 millimètres et se terminait antérieurement dans un lobule de l'hippocampe dont la plus grande largeur était de 8 millimètres. »

La dissection de sir W. Turner est donc opposée aux idées de Zuckerkand sur l'absence de l'hippocampe chez le marsouin. Quoique l'hippocampe soit bien développée chez les animaux osmatiques, on ne peut pas dire qu'il soit atrophié chez l'homme et le singe ou qu'il subisse des variations de grandeur avec les autres parties en rapport avec les tractus olfactifs. On peut se demander si l'hippocampe chez l'homme est relativement plus petit que celui des animaux inférieurs; mais quant à son volume absolu, sir W. Turner dit: « Peut-être l'éléphant et les plus grandes baleines possèdent un hippocampe absolument aussi large que celui du cerveau humain, mais je suis porté à croire que l'hippocampe humain est absolument plus grand que celui des mammifères en général. »

Le lobule de l'hippocampe est cependant relativement plus petit chez l'homme que chez les animaux osmatiques et peut être aussi plus petit d'une façon absolue que chez beaucoup d'entre eux. On ne peut pas dire que les conditions[1] sous lesquelles varient la grandeur de l'hippocampe soient très claires, mais, la grandeur du gyrus de l'hippocampe et du gyrus fornicatus, semblent varier en raison inverse. Il en est ainsi chez les cétacés et les delphinides, chez lesquels le gyrus fornicatus est extraordinairement grand et contient plus de circonvolutions que chez les animaux plus élevés. Ainsi donc chez les animaux osmatiques en général, le gyrus fornicatus est relativement plus grand que le gyrus de l'hippocampe (à part le lobule de l'hippocampe). Chez le kangouroo, le gyrus de l'hippocampe et l'hippocampe se confondent avec le gyrus fornicatus et l'hippocampe paraît comme le bord enroulé de ce gyrus

[1] Dans mes expériences sur la région de l'hippocampe, je ne pouvais distinguer des lésions de l'hippocampe de celles du gyrus de l'hippocampe.

(*fig.* 29). Ceci montre la communauté de fonctions entre l'hippocampe et le reste du lobe falciforme que nous avons vu en rapport avec la sensibilité générale du corps.

Par la commissure antérieure (division olfactive), les bulbes et les tractus olfactifs sont mis en rapport. Ce rapport se voit bien chez les animaux qui ont de grands bulbes olactifs (voir *fig.* 30, P O), mais on peut aussi constater ce rapport chez le singe et

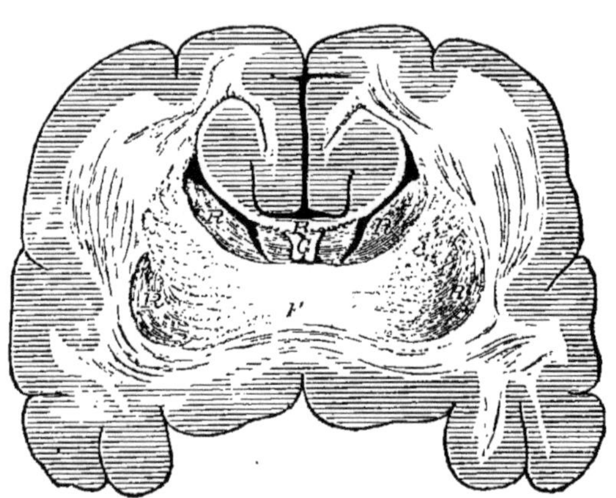

Fig. 29.
Section frontale du cerveau du kangurou (macropus major), d'après Flower.

B. corps calleux réunissant les hippocampes. — *F*, commissure antérieure. *G*, septum. — *K*, corps strié.

chez l'homme (*fig.* 31, *a c*). La commissure antérieure réunit aussi les lobules de l'hippocampe entre eux (*fig.* 30, *pt*). La portion de la commissure antérieure (portion temporale) ne varie pas en grandeur avec celle du lobule de l'hippocampe. Elle est probablement en raison inverse du corps calleux, comme Flower l'a indiqué[1]. Ainsi chez le chien, dont le lobule de l'hippocampe est sept fois plus grand que celui du lapin, la portion temporale de la commissure antérieure est un tiers plus petit. La grandeur relative des portions olfactive et temporale est contraire à la théorie de Meynert qui veut que la commissure antérieure forme un chiasma semblable au chiasma optique où les tractus olfactifs subiraient une décussation. Et de plus, les recherches de Ganser et de von Gudden[2] ont montré que lorsqu'on enlève une bulbe olfactive toute la portion olfactive de la commissure antérieure s'atrophie des deux côtés, tandis que la portion temporale reste

[1] *Phil. Trans.* (*on the cerebral Commissiures of the Marsupiala and Monotremata.* 1885.

[2] *Archiv. für* ***Psychiatrie,*** Band IX.

intacte. Nous pouvons donc dire que si le tractus olfactif est en rapport avec l'hémisphère opposé, le rapport ne se fait pas par la commissure antérieure. Anatomiquement le tractus olfactif paraît

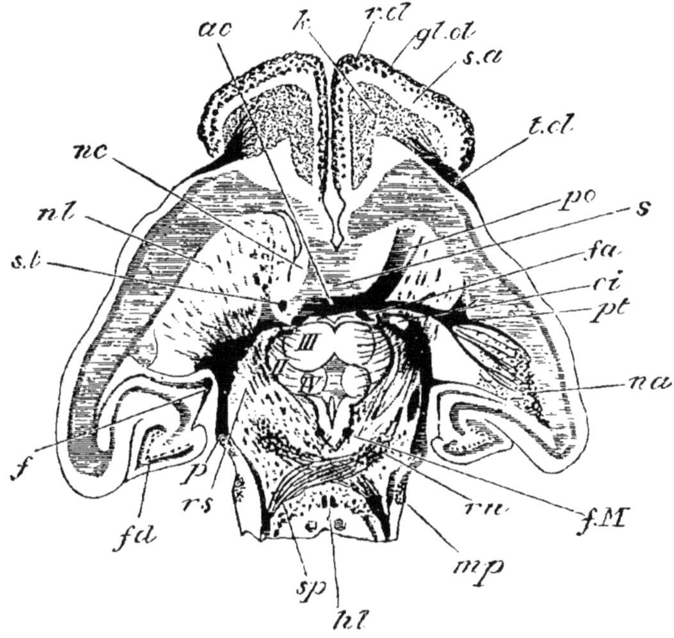

Fig. 30.

Section horizontale du cerveau de la taupe au niveau de la commissure antérieure (× 4) d'après Ganser).

ac, commissure antérieure, divisée en *po* partie olfactive et *pt* partie temporale. — *ci*, capsule interne. — *f*, fimbria. — *fa*, pilier antérieur du trigone. — *fd*, fascia dentata. — *fM*, fascicule de Meynert — *glol*, glomérule olfactif. — *hl*, fascicule postérieur longitudinal. — *k*, couche granuleuse du bulbe olfactif. — *mp*, pédoncule moyen du cervelet. — *na*, amygdales. — *nc*, noyau caudé. — *nl*, noyau lenticulaire. — *P*, tractus pyramidal. — *rn*, noyau rouge. — *rol*, racines du nerf olfactif. — *rs*, région subthalamique. — *s*, septum lucidum. — *sa*, substance blanche. — *sp*, pédoncules cérébelleux supérieurs. — *st*, stria terminalis. — *tol*, tractus olfactif.

en rapport non seulement avec l'hémisphère du même côté, mais il y a des faits cliniques qui sont difficiles à expliquer autrement qu'en supposant que quelques fibres au moins réunissant le tractus olfactif à l'hémisphère passent dans la capsule interne du côté opposé. Par le trigone, le tractus olfactif est indirectement en rapport avec le tubercule antérieur de la couche optique, mais il n'y a pas de rapport entre la grosseur du tractus olfactif et le pilier antérieur du trigone. Car chez le lapin les piliers antérieurs du trigone ne sont pas plus grands que le tiers de la section du tractus olfactif, et chez l'homme, tandis que le tractus olfactif n'a que la grosseur d'un fil, le pilier antérieur du trigone à 3 millimètres de diamètre.

Une partie des fibres du trigone sont pour Owen[1] des fibres commissurales réunissant les hippocampes. C'est ce qu'on voit clairement sur le cerveau du kangouroo, chez lequel les hippocampes, sont une duplication du gyrus fornicatus, les fibres commisurales

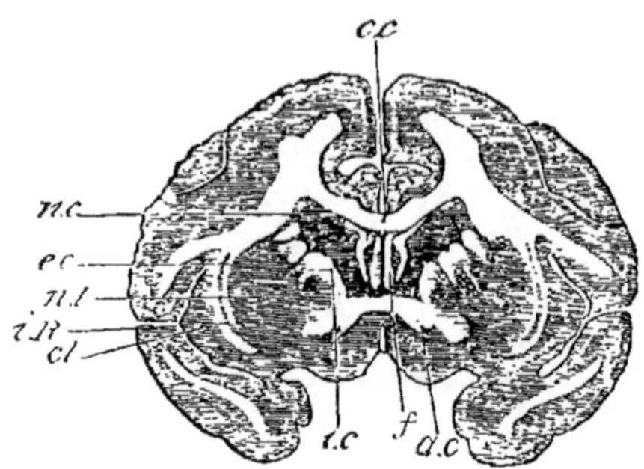

Fig. 31.

Section frontale du cerveau du singe à angle droit des pédoncules cérébraux dans la région de la commissure antérieure (grandeur naturelle).

ac, commissure antérieure. — *cc*, corps calleux. — *cl*, claustrum. — *ec*, capsule externe. — *f*, piliers du trigone. — *ic*, capsule interne. — *iR*, insula de Reil. — *nc*, noyau caudé. — *nl*, noyau lenticulaire.

entre eux formant ce qu'on appelle le corps calleux chez ces animaux (B *fig.* 29). Chez l'homme aussi, la partie postérieure du trigone est formé de fibres transverses formant le psallerium, lyre de David. Le fait que les hippocampes sont réunis par un système particuliers de fibres commissurales plaide aussi en faveur de la différence des fonctions de ces corps et des lobules de l'hippocampe, qui sont réunis par la portion postérieure au temporal de la commissure antérieure.

L'excitation électrique du lobule de l'hippocampe chez les singes et les autres animaux, donne des résultats qui peuvent être interprétés comme l'indice d'une sensation olfactive subjective, torsion de la lèvre et de la narine du même côté. Parfois cependant la réaction est biletérale et cela spécialement chez le lapin. La réaction est la même que celle obtenue en plaçant directement sous la narine une odeur forte. Je n'ai pas remarqué une réaction semblable par l'excitation des hippocampes. Mais tandis que nous pouvons être certains par les réactions extérieures de la sensation olfactive subjective produite par l'excitation, c'est au contraire un problème extrêmement difficile de déterminer si l'odorat est perdu par l'ablation de la même région. — Chez quelques animaux, c'est cepen-

[1] *Comparative anatomy of the vertebral.*

dant plus facile que chez d'autres et les chiens dont le nez forme le principal organe de perception intellectuelle, sont des animaux plus adaptés aux expériences de ce genre que les singes. J'ai trouvé très difficile de déterminer l'appréciation des odeurs chez les singes par des signes extérieurs. — L'odeur que nous considérions comme la plus désagréable mêlée à leur nourriture leur était très indifférente. J'ai essayé chez eux l'acide sulfhydrique, le bisulfure de carbone, la valériane, l'asa fœtida, l'iodoforme et différentes autres substances, mais ils ont rarement alors refusé leur nourriture. La seule odeur pour laquelle ils semblent uniformément avoir du dégoût et peut-être plus à cause du goût que de l'odeur est l'aloès. J'ai rarement ou plutôt jamais trouvé un singe qui veuille manger des fruits ou d'autre nourriture saupoudrés avec cette substance. J'ai donc presque exclusivement employé l'aloès pour vérifier le goût et l'odorat de ces animaux.

Dans mes premières expériences, j'ai trouvé que, dans plusieurs cas où j'avais coupé ou détruit par une inflammation primitive ou secondaire les régions temporales inférieures d'un côté ou des deux côtés, il y avait pour un temps au moins un affaiblissement ou une abolition de réaction provoquée par les odeurs âcres ou les saveurs désagréables. Mes expériences sur ce sujet n'étaient, je l'avoue, pas très exactes.

Schæfer et Sangerbrown[1] n'ont pu découvrir aucune indication de l'atteinte ou de la perte des sens du goût ou de l'odorat par la destruction de l'extrémité inférieure des lobes temporaux des deux côtés. Ils disent, page 324 : « Les animaux, avec la portion antéro-inférieure du lobe complètement enlevée, sentent leur nourriture, découvrent immédiatement une substance odoriférante comme l'aloès ou l'asa fœtida avec laquelle on l'a barbouillée et (du raisin, par exemple) ils la rejettent sans la goûter. Ils avalent un grain de raisin dans lequel on avait mis du sulfate de quinine, puis le mordent et le rejettent immédiatement avec une expresion de dégoût. » En regardant cependant les figures qui accompagnent leur mémoire on peut n'en trouver qu'une (n° 2, planche 4) où l'extrémité antérieure paraisse complètement enlevée. Dans toutes on peut toujours voir des deux côtés les autres portions du lobule de l'hippocampe[2]. Dans les notes de l'expérience n° 2, je ne trouve aucune explication sur les épreuves du sens de l'odorat, mais on dit que le second jour il donnait des preuves évidentes qu'il avait conservé intact son sens de l'odorat. Mais pour les autres expériences, je pense qu'on a laissé suffisamment de la région de l'hippocampe des deux côtés, pour permettre la conservation du sens de l'odorat, même dans le cas où il ne serait pas si intense

[1] *Phil. Trans.* B. XXX. 1888.

[2] Fig. 16. 3 a, 6. c., *op. cit.*

qu'auparavant. — J'ai donc pensé qu'il serait désirable de faire quelques expériences nouvelles sur ce sujet.

J'ai enlevé chez trois singes la portion antérieure des lobes temporaux par des opérations successives, mais un seul animal survécut à la double opération suffisamment longtemps pour permettre des observations convenables. Dans ce cas la portion antérieure du lobe temporal gauche était entièrement enlevée, excepté un petit fragment du lobule de l'hippocampe entièrement détaché

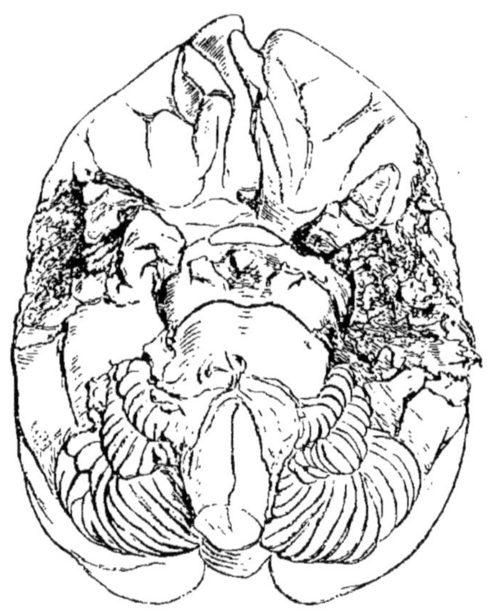

Fig. 32.

du reste (*fig.* 32). En produisant la lésion, le cordon optique fut désorganisé et également une légère détérioration du pédoncule cérébral se produisit, de sorte que l'animal devint complètement hémiopique vers la droite, hémiopie qui dura jusqu'à la mort. Il y avait également une légère hémiplégie avec hémianesthésie du côté droit qui disparut au bout de quinze jours. On produisit la seconde lésion un mois après la première. — L'ablation ne fut pas cependant si complète, et on verra que la surface du lobule de l'hippocampe située immédiatement contre le pédoncule est toujours intacte quoiqu'il soit presque entièrement détruit. Les cordons olfactifs étaient absolument normaux ainsi que les autres nerfs craniens et le reste du cerveau. On laissa vivre l'animal trois mois ; alors on le tua avec du chloroforme. Les surfaces coupées des lobes temporaux étaient adhérentes à la fosse moyenne du crâne et les adhérences étaient infiltrées de liquide : ailleurs tout était normal. Les symptômes observés chez cet animal sont d'un grand ntérêt. Dans la semaine qui suivit la première opération, on fit de nombreuses observations sur les sens du goût et de l'odorat qui taient pour le moins assez bons. Il fut impossible de dire avec ertitude s'il y avait un affaiblissement unilatéral, mais ils étaient ssez intacts pour permettre à l'animal de distinguer et de rejeter es substances pour lesquelles il avait du dégoût auparavant. Ainsi refusait de manger les morceaux de pommes saupoudrés d'aloès, es sentant et les rejetant aussitôt. Ainsi, il examinait attentivement n morceau de pomme imprégné de sulfate de magnésie par l'o-orat, le mettait dans sa bouche et le rejetait aussitôt. — Cepen-ant, il dévorait avec plaisir un morceau, qui n'avait été en contact vec aucune de ces substances, De même, il refusait de manger une omme saupoudrée de sulfate de zinc et ne voulait pas toucher un orceau couvert de coloquinte. De telles observations furent fré-uemment faites et confirmées et il ne pouvait y avoir aucun oute sur l'intégrité de son odorat et de son goût.

Le lendemain de la seconde opération et les jours suivants l'ani-al se trouva en bonne santé et assez vigoureux, quoique un peu ruti; il paraissait avoir perdu toute tendance à manger sponta-ément, mais il dévorait gloutonnement tout ce qu'on lui offrait et manifestait aucun dégoût quand les morceaux étaient trempés aloès et ne faisait aucune grimace quand on lui mettait dans la uche une pincée d'aloès et continuait à manger. Toujours même at le cinquième jour après l'opération; il ramassait sa nourriture r le plancher de sa cage et parfois il remplissait sa bouche de ure dont il ne semblait pas reconnaître la nature. Les sixième, ptième, huitième jours, mêmes expériences, mêmes résultats. Il manifestait pas de dégoût quand les morceaux étaient imprégnés aloès, de coloquinte et de quinine. Le onzième jour on place ns sa bouche une pincée de coloquinte sans manifestations de goût; la même pincée placée dans la bouche de son compagnon oduisit une violente nausée. Le dix-huitième jour, l'animal qui ait très apprivoisé, vous léchait les doigts plongés dans de la udre d'aloès et il but une assiette de lait mélangée à la même bstance que ses compagnons n'auraient pas touchée. Un troisième imal, à qui on présenta l'assiette, prit une gorgée, et après un amen douteux, se lécha les lèvres avec suspicion et ne voulut plus prendre. Pour associer le goût désagréable de l'aloès avec une eur forte et définie, j'ai saupoudré l'aloès avec du musc pour 'il n'y ait pas de doute sur la qualité odoriférante de la substance essai. Cependant, il ne se produisit aucune différence. Les mor-ux de nourriture saupoudrés d'aloès et de musc étaient mangés si facilement que les autres; il ne semblait pas soupçonner les ais faits sur lui, car il venait lécher le musc et l'aloès sur la lame couteau comme si c'était quelque chose de bon. Ses compagnons endant nous regardaient de travers et se tenaient à distance après une première expérience. A la fin du premier mois, l'animal qui était en parfaite santé et très enjoué, continuait à manger les raisins mélangés de musc et d'aloès que ses compagnons rejetaient aussitôt après les avoir sentis. Six semaines après l'opération, on plaça une pincée d'aloès dans sa bouche. Il paraissait indifférent et ne manifesta aucun signe de dégoût. La même substance placée dans la bouche d'un de ses compagnons, produisit des haut-le-cœur, de la salivation et des tentatives comiques pour enlever de ses lèvres et de sa langue la substance désagréable. Un autre animal, qu'on n'avait pas auparavant expérimenté, vomit plusieurs fois, mais notre singe en expérience, quelques minutes après, lécha la lame du couteau couverte de poudre. Deux mois après l'opération, il ne refusait toujours pas de lécher un doigt trempé dans le musc et l'aloès et mangea plusieurs morceaux de pomme saupoudrés de même, qu'aucun des trois autres animaux ne pouvait sentir. Il lécha aussi du sucre mélangé à l'aloès. La quantité qu'il mangeait produisait quelquefois l'effet médical habituel. Environ trois mois après l'opération, le singe restait complètement indifférent aux substances dont le goût et l'odorat provoquaient une répulsion chez les autres animaux et ne faisait aucune grimace quand on les plaçait dans sa bouche. Mais vers cette époque, il commença à manifester qu'il ne les goûtait pas volontiers et quelquefois, il laissait tomber les morceaux saupoudrés comme auparavant. Parfois il sentait les objets avant de les manger et en jetait sans les goûter. Mais il n'était pas très clairement indiqué que ce soit dû au sens de l'odorat ou à une simple habitude, car il jetait des coquilles de noix, des croûtes de pain et des cosses qui n'ont aucune odeur, après les avoir examinées. Il manifesta son goût et son dégoût pour la nourriture, préférant, par exemple, les pommes aux pommes de terre bouillies et il paraissait aimer le sucre et le riz, mais je ne pus déterminer si ces goûts et dégoûts dépendaient seulement du caractère sapide des substances. Les résultats généraux de mon expérience me portent cependant à croire que les sens du goût et de l'odorat de l'animal, quoique sérieusement atteints, n'étaient cependant pas abolis. Pour un temps considérable après l'ablation bi-latérale de l'extrémité inférieure du lobe temporal, il ne refusa pas de manger des substances dont le goût et l'odeur répugnent aux animaux normaux et je ne pense pas qu'il soit possible d'expliquer ceci autrement que par l'hypothèse que les centres de la perception olfactive et du goût étaient, sinon complètement, mais du moins, atteints dans une grande partie. Il aurait fallu faire plusieurs observations sur ce sujet mais — à cause de la grande mortalité de mes singes pendant l'épidémie d'influenza — je n'ai pas pu jusqu'ici poursuivre mes recherches sur ce sujet.

Munk a raconté une expérience accidentelle sur un chien qui présente quelque intérêt. Munk observa qu'un chien qui avait été endu aveugle par la destruction de ses centres visuels semblait ncapable de découvrir par l'odorat les morceaux de viande qu'on etait devant lui. Un léger reniflement qu'il faisait quelquefois, emblait être le seul indice qu'il possédât encore quelque traces de a sensibilité olfactive. La chose dura quelques mois, époque à laquelle on le tue alors. On trouva après la mort que toute la circonvolution de l'hippocampe avait été transformée en un kyste à mince aroi rempli de liquide. A l'exception des cicatrices de l'ablation es lobes occipitaux, le cerveau, les cordons olfactifs et les bulles lfactives étaient normaux. Quoique Munk pense que ce cas montre ue la circonvolution de l'hippocampe est le centre de l'odorat, ependant, vu que les lobules de l'hippocampe étaient compris aussi ien que le reste de la circonvolution de l'hippocampe dans la lésion, ous pouvons considérer ce fait comme une preuve que le centre e l'odorat est plus particulièrement localisé dans le lobule de hippocampe.

Luciani[1] conclut de ses expériences sur les chiens que : « aucun ffaiblissement évident de l'odorat succède à l'extirpation du lobe mporal ; mais si la lésion s'étend sur la circonvolution voisine u-dessus de la scissure de Sylvius, on observe une diminution notale de ce sens. Enfin, un certain nombre d'expériences montrent ue la décortication des circonvolutions de l'hippocampe ainsi que ablation partielle de la corne d'Ammon produisent des troubles e l'olfaction, d'abord une perte presque totale de l'odorat, fait ui semble nous montrer que cette portion du cerveau est le centre la sphère olfactive. » Luciani pense également que chaque centre t en rapport avec les deux narines, mais plus particulièrement ec la narine du même côté. Dans le schéma qu'il nous donne des mites de la sphère olfactive il l'étend cependant dans la région ariétale jusqu'à la scissure longitudinale et en partie aussi vers le be frontal. Quant au sens du goût, il dit qu'une fois, chez un chien, a trouvé qu'après l'ablation unilatérale de la quatrième circonlution externe et d'une portion de la circonvolution de l'hippompe, l'animal semblait être moins sensible aux amers (digitae) du côté opposé de la langue. (Ceci a été décrit incorrectement ns « Brain ». Si l'on se reporte à l'expérience originale[2], on voit ue la lésion était dans l'hémisphère gauche ; l'odorat était perdu ns la narine gauche et le goût du côté droit de la langue.)

Il y a peu de cas cliniques et pathologiques, relativement en faveur la localisation des sens du goût et de l'odorat. Nous avons vu e, à un point de vue anatomique au moins, le centre olfactif est relation directe avec la narine, mais j'ai déjà mentionné que s symptômes de l'hémianesthésie hystérique paraissent montrer e l'olfaction comme les autres centres des sens spéciaux est en

[1] *Sensorial Localisations in the Cortex cerebri* (*Brain*, 1885).
[2] *Die Functions-Localisations auf der Grosshirnrinde*, p. 117.

relation avec le côté opposé. On peut se demander si l'anesthésie générale coïncidente de la narine dans ce cas explique l'anosmie; car j'ai trouvé que l'odorat n'est pas aboli quand la sensibilité générale de la narine est atteinte à la suite d'une maladie de la cinquième paire. Il est cependant difficile, dans nos connaissances actuelles, de tracer le rapport anatomique entre la narine et le côté opposé du cerveau. Ce sujet demande donc de nouvelles recherches. Il y a des cas cliniques qui sont en faveur du rapport direct de la narine et des centres olfactifs. A ceux rapportés par Ogle, Fletcher et Ransome [1], dans lesquels l'anosmie était associée à une aphasie et une hémiplégie droite, on peut objecter qu'il y avait une lésion directe du tractus et du bulbe olfactif. Mais Churton et Griffith [2] ont rapporté un cas dans lequel l'odorat était atteint du même côté que la lésion, une tumeur du gyrus uncinatus qui ne paraît pas avoir produit directement au moins, une lésion du bulbe olfactif.

On a publié plusieurs cas de sensations de goût ou d'odeurs dans le cas des lésions du gyrus uncinatus. M. Lane Hamilton [3] en a publié un cas sans lésion des nerfs olfactifs; Worcester [4] en a publié un second et Hughlings Jackson et Beevor [5] un troisième, dans lequel toute l'extrémité antérieure du lobe temporo-sphénoïdal droit était le siège d'une tumeur comprenant le noyau de l'amygdale et les fibres médullaires. L'odorat cependant n'était perdu ni d'un côté ni de l'autre, ce dont on peut se rendre compte par la destruction incomplète du centre par la tumeur.

Ce cas, comme les autres que nous avons cités, est, suivant la remarque du Dr Jackson, d'une valeur considérable pour la détermination des localisations sensorielles, quoiqu'ils ne donnent naturellement pas des indications assez précises sur la position et la limite du centre que les ablations produisent une perte ou un affaiblissement. Tels quels cependant ils sont d'accord avec les recherches anatomiques et physiologiques. Le claquement des lèvres et les mouvements de gurtation que l'on observe avec la sensation d'odorat pendant « l'état de rêverie » des attaques épileptiques sont probablement des décharges des centres de la gustation ; mais il nous manque sur ce point encore plus d'observations que sur la situation des centres olfactifs. Le docteur James Anderson [6] a cependant publié un cas d'une sensation d'odeur et de goût particulière avec une tumeur du lobe temporo-sphénoïdal gauche; mais les lésions étaient trop étendues et trop indéfinies pour permettre une conclusion précise sur la position du centre de la gustation.

[1] *See functions of the Brain*, 2e édit., p. 321.

[2] *Journal*, 28 mai 1887.

[3] *New-York Med. Journal*, vol. XXXIV.

[4] *Amer. Journal of Insanity*, july 1887.

[5] *Brain*, octob. 1889.

[6] *Brain*, vol. IX, 1887, p. 385.

LEÇON VI

MOTOR CENTRES

MONSIEUR LE PRÉSIDENT,
MESSIEURS,

J'arrive maintenant à la signification physiologique de la zone de olando du singe et de l'homme et de son homologie chez les ani- aux inférieurs. J'ai déjà décrit avec assez de détails les mouvements roduits par l'électricité dans les différents points de cette région. 'interprétation de ces mouvements, a donné lieu à différentes opi- ions. Le caractère intentionnel de ces mouvements, leur rapport vec les mouvements volontaires habituels aux animaux et surtout ur uniformité qu'on peut toujours prévoir, s'accordent à mon avis vec cette hypothèse qu'ils indiquent une excitation fonctionnelle es centres directement intéressés dans les mouvements volontaires , qu'ils font anatomiquement partie de l'appareil moteur.

On a établi par des expériences sur les singes — et actuellement chose est si généralement admise qu'il est inutile d'entrer dans e longs détails — que la destruction des centres dont l'excitation roduit des mouvements définis, produit de la paralysie des mêmes ouvements du côté opposé du corps variant en degré, en intensité en durée avec l'étendue de la destruction de ces centres. Quand destruction est complète la paralysie est permanente et entraîne ne dégénérescence descendante des cordons pyramidaux de la oelle avec contracture secondaire des membres paralysés. Comme emple, je cite l'expérience suivante sur un singe montré au Con- ès international médical à Londres en 1881, huit mois après opération.

On détruisit l'écorce comme le montre la figure (*fig.* 33) de l'hé- isphère gauche sur une étendue comprenant les circonvolutions ontale et pariétale ascendantes à l'exception de leur extrémité upérieure et inférieure. La lésion envahissait aussi la base de la irconvolution frontale supérieure et le membre antérieur de la circonvolution du pli courbe. Ainsi était détruite presque toute la zone motrice de la convexité de l'hémisphère, les centres de la jambe, du pied et du tronc étant seulement partiellement atteints: ceux de la commissure buccale et de la langue étant presque entièrement épargnés. Le résultat de cette destruction fut une hémiplégie droite presque complète avec déviation conjugée de la tête et des yeux du côté gauche, comme dans les cas semblables chez l'homme, la déviation conjugée de la tête et des yeux fut de courte durée relativement et la paralysie faciale partielle, d'abord perceptible,

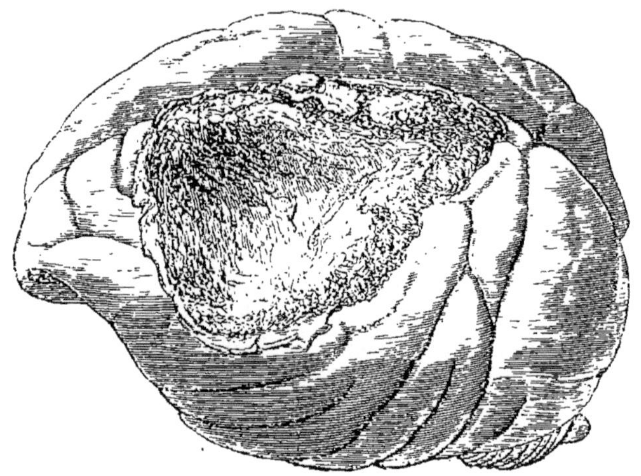

Fig. 33.

disparut au bout de quinze jours, mais l'état paralytique des membres persista. A l'exception de légers mouvements de flexion de la cuisse et de la jambe, le membre inférieur droit était faible, et le bras droit incapable d'aucun mouvement volontaire. Parfois, lorsque l'animal se débattait on pouvait observer des mouvements associés de la main droite, semblables à ceux de la main gauche, mais seulement dans ces circonstances. La puissance de préhension était entièrement abolie. La sensibilité cutanée intacte. Le plus léger contact attirait l'attention, et un pincement ou une excitation douloureuse produisait une réaction aussi vive que celle du côté sain. C'est dans cet état que l'animal fut montré au Congrès international de médecine, et alors une contracture bien marquée s'est établie dans les membres paralysés avec exagération des réactions tendineuses, comme dans le cas d'hémiplégie incurable cérébrale chez l'homme.

Les recherches sur l'état du cerveau de cet animal furent entreprises par un comité nommé par la section de physiologie, et la position des lésions dans la zone motrice, et leur limitation furent définitivement prouvées par eux. — Des recherches microscopiques ont aussi démontré l'existence de dégénérescence secondaire dans les cordons pyramidaux du côté droit de la moelle jusqu'à la région lombaire.

Dans le cas représenté *figure* 34, la lésion faite à l'extrémité supérieure de la scissure de Rolando de l'hémisphère gauche, produisit une paralysie de la jambe droite, sans trouble de la sensibilité,

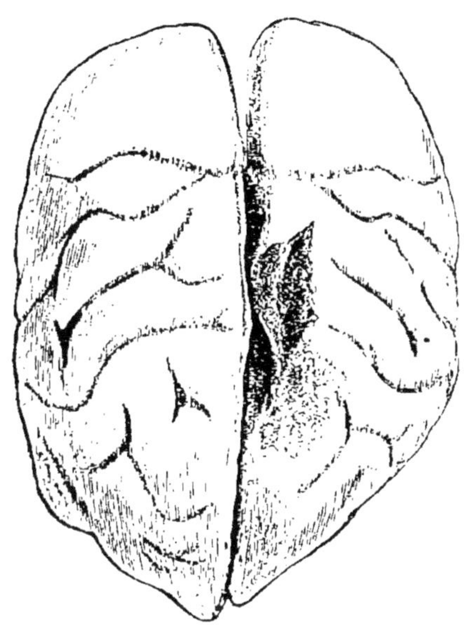

Fig. 34.

uivie de contraction dans les muscles paralysés. — Cet état persista huit mois; on tua alors l'animal. Dans ce cas aussi, on trouve ne dégénérescence secondaire de la couronne rayonnante et des ordons pyramidaux du côté opposé de la moelle, jusqu'à la région ombaire, ou émergeait les nerfs de l'extrémité inférieure.

Dans une autre expérience, l'écorce fut détruite au milieu de la irconvolution pariétale ascendante et du bord adjacent de la cironvolution frontale de l'hémisphère droit. — Comme résultat, on bserva une paralysie presque complète de la main gauche, avec ne grande faiblesse dans la flexion de l'avant-bras. — Les mouveients de l'épaule étaient intacts; l'animal pouvait étendre son ras, mais ne pouvait pas saisir ce qu'il voulait attraper. — La sensibilité tactile était absolumeat intacte dans le membre paralysé; plus léger contact éveillait l'attention de l'animal et une excitation douloureuse, comme de pincer ou d'approcher un fer chaud. roduisait des signes évidents de sensations comme de l'autre côté. et état persista les deux mois que l'animal survécut à l'opération.

De pareilles observations, ont été publiées par Horsley et Schæfer[1] et leurs observations sur les fonctions de la circonvolution marginale, méritent une mention spéciale. — L'extirpation de la circonvolution marginale, produit la paralysie des mouvements que laisse intacts la destruction des centres de la concavité de l'hémisphère : c'est-à-dire les mouvements du tronc, les muscles de la hanche et quelques mouvements de la jambe. — Cependant, pour que ces mouvements soient entièrement paralysés, il faut que la circonvolution marginale soit détruite dans les deux hémisphères; comme il semble que les mouvements du tronc sont bilittéralement coordonnés dans la circonvolution marginale, l'ablation d'une seule circonvolution est insuffisante pour produire un effet marqué. — A l'ablation bilatérale, succède la paralysie la plus absolue des muscles du tronc..

« L'attitude d'un singe chez lequel on a fait la double ablation est des plus remarquables. Au lieu de s'asseoir droit, le dos un peu courbe comme les autres singes, un animal qui a subi l'opération reste courbé, les jambes et les pieds étendus (ou au plus les hanches fléchies), le dos aplati, la queue droite et sans mouvemenst, les bras étendus en avant pour s'accrocher à un objet. La tête conserve son pouvoir de rotation, de flexion, d'extension et les mouvements des yeux et de la face sont normaux. L'animal souvent s'appuie sur les coudes, mais jamais il ne prend la situation assise normale. Si le singe désire s'asseoir droit, il ne peut le faire qu'en se tenant par les mains aux barreaux de la cage, ou à un autre objet. Si on lui fait lâcher les mains, aussitôt l'animal manque de tomber. — La marche n'est presque effectuée que par les mains, le singe s'avançant en s'aidant avec les mains, et par la flexion des hanches, les jambes traînent à terre, la surface dorsale des orteils frotte contre le sol[2]. »

En outre des mouvements du tronc, il y en a d'autres qui sont représentés bilatéralement dans chaque hémisphère : ceux de la région faciale supérieure et ceux du larynx. — Donc une extirpation unilatérale de ces centres ne produit aucun trouble et il est nécessaire que ces centres soient détruits des deux côtés, pour obtenir une paralysie. — Krause chez les chiens, Semon et Horsley chez les singes, ont montré que l'extirpation unilatérale des centres du larynx, ne trouble pas d'une façon perceptible l'adduction des cordes vocales, tandis que la phonation volontaire est impossible; lorsque les centres sont détruits dans les deux hémisphères.

Il paraîtrait, d'après les recherches de Frank et Pitres[3], d'Ex-

[1] *Ph. Trans.* Bd. XX. 1888.

[2] Voir *figure* : fig. 20, *op. cit.*

[3] *Leçons sur les fonctions motrices du cerveau.* 1887.

ner[1], de Lewaschew[2], de Sherrington [3], que de tels mouvements n'étant pas positivement représentés bilatéralement dans chaque hémisphère, sont secondairement associés suivant l'hypothèse premièrement émise par Broadbent, par les fibres commissurales réunissant ensemble les noyaux bulbaires et spinaux. Quoiqu'une excitation modérée des centres corticaux des membres ne donne lieu à des mouvements en général que du côté opposé; cependant, il arrive assez souvent que si l'excitation est augmentée, par les mouvements se produisant des deux côtés. — Ces mouvements sont toutefois plus prononcés du côté opposé, que du même côté. Chez le singe comme chez l'homme, il n'est pas rare de trouver de la dégénérescence descendante dans les deux colonnes latérales, comme résultat de lésions corticales unilatérales.

D'après les récentes recherches de Sherrington, si les lésions corticales affectent seulement les centres des membres, la dégénérescence bilatérale ne se produit pas au moins à un certain degré, mais elle est très prononcée si les lésions atteignent la circonvolution marginale. La dégénérescence est confinée aux cordons pyramidaux du même côté jusqu'à la décussation des pyramides, mais devient bilatérale dans la moelle. Cependant, dans le cas du centre laryngé qui est plus manifestement bilatéral, la dégénérescence est bien marquée dans les pyramides des deux côtés. Ces faits comme les observations cliniques chez l'homme montrent que, même pour les membres, chaque hémisphère représente les deux côtés du corps, principalement le côté opposé, mais jusqu'à un certain point aussi le même côté.

Le fait a d'abord été observé par Brown-Séquard, et ses observations ont été confirmées par Pitres[4] et Friedlander[5] que les lésions qui produisent l'hémiplégie du côté opposé produisent aussi une diminution dans l'énergie des mouvements des membres du même côté. C'est un résultat auquel on doit s'attendre si chaque hémisphère est en relation avec les deux côtés du corps.

Les relations bilatérales de chaque hémisphère qui existent jusqu'à un certain point chez l'homme et chez le singe, sont, comme nous le verrons, plus prononcées chez le chien et les animaux inférieurs; et chez le chien, comme l'a montré Sherrington, on rencontre plus souvent la dégénérescence bilatérale après une lésion corticale unilatérale. Cette représentation bilatérale nous rend compte d'un certain degré d'amélioration, même quand on a

[1] *Sitzung s b — d Wiener Akad.* 3 *abth.* - pp. 185-190. 1887.

[2] *Archiv für Physiologie. Bd.* 36.

[3] *Journ. of Physiologie,* n°s 4, 5 *et* 6, *et* 4 *janv.* 1890. *British. Med. Journ.*

[4] *Archives de Neurologie,* n° 10. 1882.

[5] *Neurologisches Centralblatt,* n° 11, 1883.

détruit entièrement les centres moteurs d'un hémisphère, et cette amélioration est plus particulièrement marquée pour les mouvements qui sont habituellement associés à ceux du côté opposé et moins pour ceux qui sont indépendants et spécialement volontaires. D'où, dans la paralysie corticale, le bras est plus paralysé que la jambe et les mouvements « distants » du bras plus que les « proximaux ». Ces faits ont une grande importance pour l'hypothèse de la compensation fonctionnelle pour les centres détruits par les centres voisins ou par d'autres portions du même hémisphère. Aujourd'hui, il est hors de doute que les lésions corticales de la zone motrice de l'homme telles qu'elles détruisent et non pas compriment seulement la substance grise des centres respectifs, produisent invariablement une paralysie des mouvements volontaires dans les parties correspondantes. — Un tel résultat se produit, non seulement après des lésions destructives d'une maladie, mais aussi après l'excision chirurgicale des centres corticaux. Non seulement des lésions de toute la région rolandique amènent une hémiplégie, mais des lésions limitées produisent des paralysies limitées ou une monoplégie de la face, du bras, de la jambe, en rapport précis avec les résultats obtenus par l'expérimentation chez les singes.

Dans les « Gulstonian Lectures » sur les localisations cérébrales que j'ai eu l'honneur de faire devant ce collège il y a douze ans, je vous ai montré un certain nombre de cas rassemblés de différentes sources qui venaient à l'appui de ces conclusions. Depuis beaucoup ont été publiées, qui les confirment encore et on semble considérer la chose comme si bien prouvée, que les cliniciens ont cessé de publier leurs observations.

Des 483 cas de maladies corticale et sous-corticale rassemblés à mon instigation par le Dr Ewens (en excluant en général les tumeurs et les autres lésions qui peuvent produire des affections indirectes d'autres parties), j'ai 110 cas d'hémiplégie du côté opposé par lésion générale de la zone rolandrique ; 90 cas de monoplégie par lésions limitées de cette zone ; dont 11 cas de monoplégie crurale par lésion du lobule paracentral, 15 de paralysie du bras et de la jambe par lésion du lobule paracentral et du tiers supérieur des circonvolutions ascendantes ; 33 cas de monoplégie brachiale, comprenant trois cas d'excision chirurgicale par lésion de la partie moyenne des circonvolutions ascendantes, 19 cas de paralysie du bras et de la face par lésion de la moitié inférieure de la zone rolandique et 10 cas de paralysie faciale par lésion du tiers inférieur de cette lésion. — En plus, j'ai des notes sur 20 cas d'atrophie de l'écorce de la région rolandique en rapport avec une hémiplégie congétinale ou infantile ou par absence congétinale ou une très ancienne amputation d'un membre.

Chez le singe et l'homme, il n'y a pas de preuve de compensation fonctionnelle des lésions paralytiques, excepté celle que l'on peut mettre sur le compte des rapports bilatéraux de chaque hémisphère cérébrale. — La théorie de la compensation par d'autres portions du même hémisphère a été émise plus particulièrement pour rendre compte de la guérison apparente chez des chiens et les animaux inférieurs après une destruction unilatérale complète des centres corticaux. — C'est là une hypothèse incompatible avec les principes de localisation qu'admettent les auteurs ; et qui de plus est inutile. Quoique les chiens semblent guérir des troubles de la motilité qui étaient manifestés après une extirpation unilatérale de leurs centres moteurs, cependant en réalité la guérison n'est jamais complète. — Seuls restent atteints d'une façon permanente les mouvements les moins automatiques et les plus volontaires, tandis que les plus automatiques et les moins volontaires, comme ceux nécessités pour la station et la marche coordonnée et qui, comme nous l'avons vu dans la première leçon, peuvent persister chez quelques animaux même après l'extirpation complète des deux hémisphères, sont comparativement peu atteints. — Les mouvements qui sont le plus paralysés sont ceux des membres qui servent comme main ou organe de préhension.

Il semble, d'après les premières expériences de Goltz sur les chiens que l'usage de l'avant-bras comme une main, tels que dans l'action de donner la patte, de tenir un os pour le ronger, était paralysé d'une façon permanente par la destruction des centres moteurs du côté opposé. Mais dans sa dernière intéressante communication[1], il a montré que ce n'était pas tout à fait exact. Il donne des détails sur un chien chez lequel tout l'hémisphère gauche fut détruit et qui survécut quinze mois. Chez cet animal, les mouvements des membres droits, en ce qui concerne la station et la locomotion étaient si peu atteints, quoique pas entièrement normaux, que la lésion pouvait bien échapper à une observation superficielle. Il n'avait pas entièrement perdu l'usage de la patte droite comme main pour tenir un os au moins en association avec la gueule, quoiqu'il fût très imparfait à ce point de vue. On n'avait pas appris à l'animal à donner la patte, de sorte qu'on ne put déterminer s'il pouvait toujours exécuter ce tour appris, quoique Goltz pense que, dans des cas rares, un chien puisse exécuter cet acte après une destruction profonde et étendue (mais probablement incomplète) de la zone motrice de l'hémisphère opposé. La possibilité de l'usage des membres opposés à un certain degré indépendant ou plutôt associé, dépend, comme le démontrent clairement les expériences de Goltz, de l'intégrité des centres moteurs de l'hémisphère intact ; car quand ces centres sont détruits des deux côtés, tout mouvement volontaire reste paralysé d'une façon

[1] *Arch. f. Physiologie*, vol. XIII, 1888.

permanente. Il dit : « Un chien dont les centres moteurs des deux hémisphères ont été détruits ne peut se nourrir lui-même, les mouvements de la langue sont gravement atteints, quoique la langue dans le cas d'extirpation unilatérale se meuve normalement. L'animal peut, comme nous l'avons dit plus haut, toujours marcher, mais d'une façon maladroite et chancelante. Tous les mouvements des pattes comme mains sont entièrement impossibles[1]. » L'impuissance dépend de la destruction symétrique des centres moteurs dans les deux hémisphères; car si les centres moteurs d'un côté et les régions occipitales de l'autre côté sont détruits, le chien peut manger et boire et mouvoir sa langue, marcher et courir à peu près bien et se servir de ses deux pattes, jusqu'à un certain point, pour tenir un os en le rongeant. Ce qui est vrai de la représentation bilatérale des facultés motrices dans chaque hémisphère, paraît aussi s'appliquer aux facultés en général et aux sens spéciaux. — A part la paralysie motrice, je n'ai jamais pu découvrir le moindre trouble de la sensibilité tactile, spéciale ou générale après la destruction des centres moteurs. — On peut observer l'absence ou le défaut de réaction des membres paralysés à l'excitation sensitive ; mais cela ne tient pas à un défaut de sensation, car l'attention de l'animal est attirée aussitôt par le plus léger contact du côté paralysé, et il manifeste sa mauvaise humeur si on le soumet à une excitation douloureuse, comme la piqûre d'une épingle. Le contraste entre les réactions aux excitations sensitives du singe dont on a enlevé le lobe falciforme et de celui dont on a extirpé les centres moteurs est si frappant qu'on ne peut douter que dans le dernier cas, la sensibilité est conservée tandis que dans l'autre elle est abolie ou profondément atteinte. — Horsley et Schæfer n'ont aussi pu obtenir aucune preuve de la sensibilité générale après la destruction des centres moteurs.

« Nous avons vu, disent-ils, suffisamment pour nous convaincre qu'une lésion de l'écorce qui produit une paralysie du mouvement volontaire n'est pas nécessairement accompagnée par la perte de la sensibilité générale de la partie paralysée[2]. » Pour vérifier l'hypothèse qui a été avancée par quelques-uns que les cellules superficielles de l'écorce motrice sont sensitives, ils ont détruit dans un cas les couches superficielles de la substance grise au moyen du cautère actuel. « Malgré l'oblitération complète des vaisseaux superficiels, disent-ils, ainsi obtenue nous n'avons obtenu seulement qu'une paralysie musculaire, incomplète comme résultat de l'opération : mais, quoique les couches superficielles de l'écorce fus-

[1] *Op. cit.*, p. 448.
[2] *Op. cit.*, p. 15.

sent détruites, il n'y avait aucune diminution de la sensibilité dans les parties atteintes de paralysie. Le ramollissement par les thromboses produites par le cautère n'eut pour effet qu'un état plus complet de paralysie musculaire, mais la sensibilité du côté opposé reste toujours intacte jusqu'à la mort de l'animal [1]. » Une des expériences de Goltz sur les chiens démontre aussi clairement [2] que la destruction de la zone motrice corticale n'altère pas la sensibilité du côté opposé. Se souvenant de ce fait bien connu que les chiens grognent quand on les touche quand ils mangent, il touchait le côté droit d'un chien, dont on avait, quelque temps auparavant, détruit les centres moteurs de l'hémisphère gauche. L'animal répondait invariablement par des signes de mécontentement au plus léger contact. Bechterew a démontré le même fait chez les chats [3]. « C'est d'une observation courante qu'un chat n'aime pas avoir les pattes mouillées, de sorte que s'il tombe, par hasard, sur une place mouillée, il s'arrête, secoue sa patte, pour la lécher, avant d'avancer plus loin ; ou, si pendant qu'il sommeille paisiblement, une goutte d'eau tombe dessus, il tressaille et rapidement s'en débarrasse, ou il ferme les yeux et contracte ses oreilles si on touche sa patte doucement sans qu'il vous voit. » Après avoir observé ces faits chez un chat qu'il voulait opérer, Bachterew enleva l'écorce de la région du gyrus sigmoïde. Au réveil du sommeil narcotique, l'animal montra des désordres moteurs caractéristiques dans les membres droits, et il ne pouvait pas se servir de sa patte droite pour un acte volontaire indépendant, mais, en touchant l'oreille ou la plante droite comme le pied gauche, on provoquait la fermeture des yeux et la rétraction des oreilles comme auparavant, et quelques gouttes d'eau faisaient tressaillir l'animal et il faisait les mêmes efforts pour s'en débarrasser comme auparavant.

Cependant, de nombreux observateurs, comme Hitzig, Nothnagel, Schiff, Munk, Tripier, Goltz, Luciani, etc., ont maintenu que le trouble produit par la destructiou des centres soi-disant moteurs s'accompagne ou dépend de troubles de la sensibilité générale, musculaire ou tactile ou des trois ensemble dans les membres paralysés.

Mes propres expériences, comme celles de Horsley et Schæfer ont montré qu'il n'y avait aucune altération ou perte observable de la sensibilité tactile en général après les lésions de la zone motrice, et je vais maintenant examiner en détail les données sur lesquelles s'appuient les différents auteurs cités plus haut pour établir leurs conclusions. Elles me semblent basées surtout sur le défaut

[1] *Op. cit.* 17.

[2] *Pflugers Archiv.*, Bd. XXXIV, 1884, p. 465.

[3] *Op/ Pflüger's Archiv.*, Bd. XXXV, 1885, p. 137.

de réaction aux excitants sensitifs qui peut aussi bien s'expliquer par l'incapacité motrice que par l'altération sensitive, ou bien ces troubles sensitifs sont dus à la lésion d'autres parties que la zone motrice de l'écorce. Ceci s'applique plus particulièrement aux expériences de Goltz dans lesquelles les lésions de l'hémisphère ou des hémisphères sont interminées ou vagues. Il est aussi incontestable que chez l'homme la paralysie par lésion de la zone motrice est dans la majorité des cas essentiellement motrice et ne s'accompagne d'aucun désordre de la sensibilité tactile, musculaire ou générale. J'ai moi-même observé plusieurs cas et réuni beaucoup d'autres lésions de la zone motrice certicale avec paralysie, dans lesquelles les différents modes de sensibilité ont été recherchés avec soin et trouvés normaux. Mais il est vrai aussi que dans un bon nombre d'autres cas de lésions de la zone motrice, on a observé un certain degré d'altération de la sensibilité tactile ou musculaire généralisée ou localisée. Et plusieurs auteurs, Petrina [1], Exner [2], Luciani et Seppili [3], Starr [4], Dana [5], Lisso [6], ont essayé de montrer, par l'examen des observations cliniques de maladie cérébrale, que les centres moteurs et les centres de la sensibilité tactile et générale coïncidaient, de sorte que les troubles sensitifs, quelques fois au moins sinon toujours, accompagnaient la paralysie motrice. Les données sur lesquelles ces conclusions sont basées me paraissent très peu satisfaitantes. Les lésions ont été ou des taches microscopiques incapables de rien produire par elles-mêmes ou des foyers multiples de maladies non limitées à l'écorce elle-même. Une cause n'est prouvée que s'il y a un rapport constant et invariable entre une lésion particulière et un symptôme particulier. Dans le cas de la zone motrice, il a été démontré que des lésions destructives produisent invariablement une paralysie motrice, locale ou généralisée suivant la position et l'étendue de la lésion. Un seul cas de paralysie par lésion de la zone motrice corticale sans trouble de la sensibilité est suffisant pour renverser une foule de cas positifs dans lesquels les deux symptômes semblent avoir été causés par la même lésion. De toutes ces considérations, il résulte qu'un examen des observations cliniques puisées indistinctement à toutes les sources en exceptant les tumeurs et les lésions capables de produire des troubles à distance n'est pas certaine-

[1] *Sensibilitœts stoerungen bei Hirnrin den läsionen*, *Zeitsch f. Heilkunde* Bd. II, p. 375, 1881.

[2] *Localisation der Functionen in der Grosshirnrinde des Menschen*, 1881

[3] *Die Functions — Localisation auf der Grosshirnrinde*, 1886.

[4] *Localised cerebral disease*. *Amer. Journ. Med. Sc.*, 1884.

[5] *Cortical Localisation of cutaneous sensations*, 1888.

[6] *Zur Lehre von der Localisation des Gefuhls in. der Grosshirnzinde* 1882.

nent en faveur des conclusions que les auteurs ci-dessus cités ont tirées de cette espèce de preuve. Car des 110 cas de lésion générale de la zone de Rolando produisant une hémiplégie, dans 52 cas la sensibilité était intacte (dans un de ces cas une grande partie de l'écorce motrice était excisée[1]). Dans 37 l'état de la sensibilité n'est pas mentionné; dans 21, elle était quelque peu atteinte. De ces cas, dans un, la sensibilité était émoussée sur le petit doigt[2], dans d'autres il y avait une hyperesthésie générale, plus marquée du côté paralysé. Dans un cas, toutes les sensibilités étaient conservées, mais la localisation du contact était défectueuse[3].

Dans ce cas cependant, la table interne du crâne avait été enfoncée dans la substance cérébrale, produisant ainsi une hémiplégie générale. Dans deux cas la lésion s'étendait profondément dans la substance blanche. Dans un cas, la lésion corticale était compliquée par la présence d'une large tumeur dans le centre ovale[4]. Dans un, on dit que la sensibilité était émoussée des deux côtés du corps. Dans un autre[5], la lésion était un large kyste hémorrhagique dans les deux circonvolutions centrales. Dans ce cas et dans cinq autres, l'insula de Reil et la capsule externe étaient atteintes. Dans un, l'hémiplégie était accompagnée d'un fourmillement anesthésique du pied paralysé. Dans ce cas il y avait des dépôts tuberculeux aussi bien dans le gyrus fornicatus que dans les circonvolutions centrales. Dans 7 autres, il y avait une méningo-encéphalite ou méningite tuberculeuse diffuse. Dans 10 cas de monoplégie crurale par lésion du lobule paracentral, la sensibilité cutanée était intacte dans six, atteinte dans deux, et non mentionnée dans deux. Dans un[6], la sensibilité à la douleur était un peu diminuée dans le membre paralysé, mais cela disparut le jour suivant. Dans l'autre[7], la jambe se gangréna après avoir présenté de l'anesthésie. Des 15 cas de paralysie du bras et de la jambe par lésion du lobule paracentral et du tiers supérieur des circonvolutions ascendantes, la sensibilité était intacte dans six, non mentionnée dans cinq et affectée dans quatre cas. Dans trois de ces cas, le lobule paracentral était profondément atteint, dans un c'était une masse tuberculeuse et dans un seul l'anesthésie fut marquée et permanente. Dans tous les quatre la lésion était à

[1] Cas. de S. H. *Brain*, vol. X, p. 95.
[2] Tripier. — *Rev. mens.* 1880, Cas. 4.
[3] *Bramwell's Case journal*, 28 août 1875.
[4] Séguin's *case Trans. Amer.* Neur. Ass. 1877, p. 115.
[5] Starr's case 75. *Amer. jour. Med. Sc.*, juillet 1884.
[6] Gougenheim. — *Soc. Méd. des hôpitaux*, 1878, p. 48.
[7] Ballet. — *Arch. de Neur.*, t. V, p. 281.

proximité ou comprenait le gyrus fornicatus. Dans un cas[1] de mon service d'une cicatrice traumatique au tiers supérieur de la circonvolution frontale ascendante, l'excision de la lésion fut suivie d'une perte de la sensibilité tactile du dos des deux phalanges distinctes et de l'incapacité d'indiquer la position des doigts de cette main. Ce trouble de la sensibilité disparaît enfin pendant que persistait la paralysie motrice. Dans ce cas, la lésion atteignait le gyrus fornicatus.

Des 35 cas de monoplégie brachiale, il y a 5 cas d'excision de portions de l'écorce pour la cure de l'épilepsie focale. Dans 2 cas de von Bergman[2] et Keen[3] la sensibilité était intacte. Dans un autre publié par Keen[4] d'hémiplégie et d'épilepsie dû à une fracture, il y eut après l'opération une légère altération de la sensibilité dans la moitié de l'avant-bras et dans les deux doigts internes. Mais cet état de la sensibilité était pareil avant l'opération. Dans un autre[5], il n'y avait aucune altération notable de la sensibilité tactile (?) ou musculaire. Le malade ne pouvait distinguer la forme des objets parce qu'il ne pouvait pas remuer les doigts. Dans un cinquième cas[6], l'ablation d'une tumeur de la région pariétale inférieure droite qui occasionnait des attaques d'épilepsie débutant par le pouce, donna lieu à une anesthésie tactile de tout le côté gauche avec une perte du sens musculaire dans le bras gauche. Dans ce cas, les cordons sensitifs pour tout le côté opposé du corps étaient manifestement atteints. Des 30 autres, la sensibilité était intacte dans 12, non mentionnée dans 15 et atteinte dans 3. Dans l'un de ces cas on avait à faire à une gomme[7]. Dans le second[8], une compression de l'insula de Reil. Dans le troisième la sensibilité était abolie sur toute la surface du corps[9]. Des 19 cas de lésions de la moitié inférieure de la zone de Rolando produisant une paralysie de la face et du bras, la sensibilité était intacte dans 11, non mentionnée dans 5, atteinte dans 3. Dans l'un de ces cas[10], un noyau sanguin de l'insula de Reil confirmait les circonvolutions sous-jacentes. Dans un autre du même auteur[11], un petit tubercule de la grosseur d'un grain de

[1] Case of. J. B. *Brain*, vol. X, p. 26.

[2] *Archiv. f. Klin, Chirurg*, p. 864, 1887.

[3] *Amer. Journ. Med. Sc.*, 1888, case 3.

[4] *Ibid.*, case 2.

[5] Lloyd and Deaver's case, *Amer. Jour. Med. Sc.*, 1880, p. 477.

[6] Jackson et Horsley (*Brain*, vol. X, p. 93).

[7] Martin. — *Chicago. Med. Jour.*, vol. XLVI, p. 21.

[8] *Wood*, *Ph. med. Trans.*, vol. V, p. 470.

[9] Ringrose, *Alkins, journ.*, 1878.

[10] Petrina. — *Zeitsch. f. Heilkunde*, vol. XI, 1881, cas 1.

[11] *Ibid.*, cas 6.

hènevis situé dans la circonvolution de Broca aurait causé (!) une paralysie du côté droit de la face et du bras et l'anesthesie du côté roit du tronc. Le troisième cas, publié aussi par Petrina, est semblable au second. Des dix cas de maladie du tiers inférieur de la one de Rolando produisant une simple paralysie faciale, la sensiilité était intacte dans 4, non mentionnée dans 5, et altérée ans 1. Dans ce cas [1], il y avait une anesthésie non seulement de face, mais aussi de la moitié du tronc.

Il semble donc que de 284 cas atteignant la zone de Rolando en talité ou en partie, dans 100, l'état de la sensibilité n'était pas diquée; dans 121 elle était intacte, et cela constaté par les cliniens les plus dignes de foi, et dans beaucoup [2] de ces cas ont déclaré oir recherché spécialement les différents modes de sensibilité. ans les cas restant aucune note détaillée sur l'état des différents odes de sensibilité ni sur la méthode employée pour cette vérifition. Dans 63, quelque altération dans la sensibilité est notée. ans 28 de ces cas la lésion n'était pas confinée à la zone de Rolando, ais englobait les lobes adjacents et particulièrement le pariétal. s 35 autres cas ont été déjà analysés et j'ai montré que les lésions mprenaient soit les centres sensitifs dans le gyrus fornicatus, soit cordons sensitifs dans la capsule interne. Même dans les cas où pareilles lésions ne peuvent être démontrées, j'admets volontiers e de pareils cas existent, il est plus logique de supposer qu'ils uvent avoir existé que de dire que chez certains individus les ıtres moteurs et tactiles peuvent coïncider, tandis qu'ils sont parés chez d'autres. Je ne pense pas que l'aura sensitive qui écède ou accompagne les spasmes épileptiformes localisés peut

Petrina. — *Sup. cit.* cas 3.

Mills (*Trans. Amer. Cong. of Phys., etc.*, 1888, p. 269) (analysé dans in, oct. 1889); Délépine (*Trans. Path. Soc.* 1889); Ferrier (Brain, il 1883, p. 67), Moutard-Martin (*Bull. Soc. Anat.*, 1876, p. 706); Laquer *ug. Dissert.*, Breslau, p. 71, cas 10); Mills (*Université de Méd. Mag.*, . 1889); Ferrier (Brain, vol. X, p. 95); Raymond et Derignac (*Gaz. l.*, 1882, p. 665); von Bergman (*Arch. f. Klin. Chirur*, 1887, p. 864); y et Bennett (Brain, vol. IX, p. 74); Ballet (*Arch. de Neurologie*, vol. V. 275, cas 1); Lloyd et Deaver (*Am. Jour. Méd. Sc.*, vol. 96, p. 477); n (*Cerebral Sargery Am. Jour. Méd. Sc.*, 1888, cas 3). On pourrait ter à ces cas plusieurs cas d'hémiplégie avec aphasie (non suivis topsie), dans lesquels les symptômes indiquaient une lésion corticale. s un cas récent de paralysie absolue du bras droit avec surdité ver- et cécité verbale, dans mon service à l'hôpital du King's College, ıalade était prévenue du plus léger contact de sa main paralysée ou e goutte d'eau chaude ou froide qu'on laissait tomber sur elle et les fermés elle pouvait placer sa main gauche partout où on avait placé bras paralysé. C'est là un moyen de vérifier le sens de la position n peut employer chez ceux qui ne peuvent comprendre ni parler, et i applicable aux animaux.

être prise comme une preuve de la coïncidence des centres moteurs et sensitifs. Elle peut prouver la contiguïté physiologique ou anatomique, mais non la coïncidence. Car les recherches les plus soigneuses dans un grand nombre de cas n'ont pas réussi à découvrir la plus légère atteinte d'aucune des formes de la sensibilité générale, tandis que l'affection motrice était des plus prononcées. Il n'y a aucun rapport aussi entre le degré de l'altération de la sensibilité et celui de la paralysie motrice. La paralysie motrice a été absoule, tandis que l'altération de la sensibilité était légère et confinée à un ou au plus deux à trois doigts; ou la paralysie motrice a été limitée, tandis que l'altération de la sensibilité tactile était générale. Et dans les autres l'altération de la sensibilité tactile, d'abord observée a ensuite disparu, tandis que la paralysie motrice a persisté. Et quand, en plus, nous considérons que la sensibilité musculaire et tactile peut être abolie en l'absence de paralysie motrice, état que l'on peut reproduire expérimentalement chez les singes, par lésions du lobe falciforme nous avons une preuve de plus que les centres moteurs et sensitifs de l'écorce sont anatomiquement distants l'un de l'autre et que nous ne pouvons attribuer la paralysie motrice à aucune altération de la sensibilité tactile ou musculaire. La production de légère altération de la sensibilité tactile ou musculaire, plus particulièrement dans les doigts qui a été considérée par plusieurs comme la caractéristique des lésions de la zone corticale motrice doit être, à mon avis, regardée comme le commencement ou les restes d'une hémianesthésie générale plutôt que comme l'indication des centres spéciaux de la sensibilité tactile ou musculaire des doigts dans l'écorce motrice.

Comme preuve à l'appui, je vous décrirai avec détails le cas suivant. La malade est une dame âgée de 50 ans, souffrant de cécité verbale et d'un léger degré d'hémiopie droite que j'ai diagnostiqué comme due à une tumeur dans la région du pli courbe. Pas de paralysie du mouvement, mais une très légère atteinte de la localisation du contact et des sens de la localisation des doigts de la main droite, la face et la jambe entièrement normales. M. Horsley entreprit une opération pour l'ablation de cette tumeur, mais il la trouva par la trépanation située au-dessous du pli courbe et ne put l'enlever sans danger. C'était un cas où sans doute les cordons sensitifs de la capsule interne étaient atteints, mais légèrement, d'où la limitation de l'anesthésie aux doigts. Si la capsule interne avait été plus atteinte il y aurait sans doute eu perte de la sensibilité tactile et musculaire de tout le côté opposé du corps.

Ce cas a une certaine importance au point de vue de l'hypothèse émise par quelques auteurs, Nothnagel[1] entre autres, que les centres

[1] VI *Congress für innere Medecin. Neurolog. Centralblatt* 1887, vol. VI, p. 213.

lu sens musculaire sont situés dans le lobe pariétal. — L'altéra-ion de la sensibilité tactile et du sens de la position des membres . été quelquefois observée dans le cas de lésions de cette région, ˌuelquefois compliquée d'hémiopie si la lésion envahit aussi la ré-ion occipito-angulaire comme dans le cas ci-dessus et dans un cas ublié par Westphal[1]. Mais la cause réelle de ces symptômes est, : crois, l'extension de la lésion aux cordons sensitifs de la capsule iterne qui est située au-dessous de cette région et non la lésion e l'écorce elle-même ; car les lésions du lobe pariétal inférieur ne roduisent pas la plus légère altération de la sensibilité générale u côté opposé du corps.

Les lésions corticales de la zone motrice causant une paralysie omplète peuvent se produire sans aucun trouble du sens muscu-ire et la perte du sens musculaire sans aucune paralysie. Je suis accord avec Bastian, James[2] et d'autres — et j'en ai produit des reuves expérimentales — qui soutiennent, contrairement à Bain, 'undt et Hughlings Jackson, que le sens du mouvement, de son endue et de sa direction, dépend d'impressions centripètes pro-iites par le mouvement lui-même et non par un courant centri-ge, naissant des centres moteurs.

Nous n'avons, je crois, aucun sens de l'innervation indépendam-ent des impressions sensitives venant des parties en mouvement. énergie des centres et de l'appareil moteur n'est révélé à la nscience que par le fonctionnement des cordons et des centres nsitifs correspondants. L'idée ou la conception d'un mouvement : donc un réveil dans les centres sensitifs correspondants d'im-essions variées qui ont été associées avec ce mouvement parti-lier. De ces impressions, les plus importantes sont les sensations uelles et les impressions comprises généralement sous le nom sens musculaire. — Pour apprendre un mouvement, la vue est tre guide principal qui nous permet de placer nos membres ns la position voulue pour tel effet et nous associons aussi avec mouvement particulier une série distincte d'impressions du sens sculaire. — Le réveil de ces impressions, séparément ou con-ntement, est l'idée du mouvement et ce qui nous permet de duire la combinaison musculaire appropriée est l'acte volon-re lui-même.

e prétends que les centres des sensations qui accompagnent l'ac-ı musculaire et qui forment en partie la base de nos idées de uvement sont distinctes des centres corticaux par lesquels et ce auxquels les mouvements particuliers sont effectués. — La truction des centres moteurs corticaux paralyse la puissance

[1] *Zur localisation des hemianopsies und des Muskelgefüls beim Menschen*, rité Annalen, 1882.

[2] *The feeling of effort*, 1880.

d'exécution, mais non la conception idéale du mouvement lui-même. Un chien qui a ses centres corticaux détruits a une notion distincte des mouvements désirés lorsqu'on lui dit de donner la patte, mais il fait d'inutiles efforts. Et aussi il n'est pas rare qu'un malade qui est hémiplégique par embolie de son artère sylvienne découvre son état par l'impossibilité d'exécuter les mouvements qu'il a distinctement conçus.

Les mouvements volontaires peuvent être exécutés avec une absence totale de tout sens de mouvement. Das le cas bien connu décrit par Schüppel[1], le malade anesthésique par maladie de la moelle était capable de coordonner ses membres parfaitement et de les remuer librement avec l'aide de la vue, et même sans l'aide de la vision il les employait avec un certain degré de précision. Un même état peut se rencontrer dans l'hémianesthésie par lésion organique des conduits sensitifs dans la capsule interne et dans les troubles fonctionnels décrits sous le nom d'hémianesthésie hystérique. — Quoique le malade soit capable de remuer le membre anesthésique volontairement, il n'a aucune notion de sa position ni de la résistance qu'on peut opposer à son mouvement. Bastian[2] cependant soutient que « la règle a été avec les malades hémianesthésiques observés par Charcot à la Salpêtrière que malgré la perte complète de la sensibilité tactile et généralement une absolue insensibilité à la douleur dans la peau et les organes sensibles du côté atteint, avec une parésie des membres affectés, le sens musculaire a été presque toujours intact ».

Sur cette question, j'en ai appelé à M. Charcot lui-même. Il m'a avantagé d'une réponse dont je cite le passage suivant : « Les cas d'hémianesthésie hystérique peuvent se rencontrer chez l'homme et chez la femme affectant seulement les téguments superficiels et sans comprendre le sens musculaire, mais l'obnubilisation ou la disparition complète du sens musculaire — en particulier la perte du sens de la position des membres — est aussi fréquente, on peut presque dire habituelle dans l'hémianesthésie hystérique, spécialement quand elle est accompagnée de parésie ou d'hémiplégie. — Jusqu'à présent je n'ai pas rencontré d'altération sérieuse, strictement limitée au sens musculaire dans l'hystérie sans hémianesthésie cutanée. Il semble donc que l'abolition du sens musculaire représente le plus haut dégré de l'échelle hémianesthésique. » Je me rappelle aussi les cas d'hémianesthésie[3] dans lesquels le sens de la position des membres était entièrement aboli et « cependant, les malades pouvaient remuer les membres affectés librement même

[1] *Archiv d. Heilkunde*, 1874, Bd. XV, p. 44.

[2] *The muscular Sense* (*Brain*, vol. X, 1889).

[3] *Diseases of Nervous System* (*Sydenham Society*), vol. III, p. 304, 445 et 463.

les yeux fermés. Cependant dans de telles conditions les mouvements des membres privés de sens musculaire sont incertains et hésitants. »

Ces faits et d'autres semblables montrent que le sens du mouvement n'est nécessaire ni à la coordination, ni à la puissance d'accomplir un mouvement. La vision peut entièrement remplacer le sens musculaire, quoique, comme on doit s'y attendre, les mouvements volontaires effectués seulement avec l'aide de la vision sont, lorsque les yeux sont fermés, moins précis et certains que ceux exécutés avec l'aide du sens du mouvement. Cependant, ces défauts peuvent être réparés par la pratique pour une large part ; de telle sorte que, même lorsque les yeux sont fermés, la conception visuelle du mouvement est capable de compenser presque entièrement ou entièrement la perte du sens musculaire. On peut admettre que cela n'arrive pas dans tous les cas, mais le point essentiel est que cela peut arriver dans quelques cas, et un cas de ce genre est suffisant pour démontrer que l'action volontaire n'est pas nécessairement liée aux sensations actionnées par le mouvement lui-même.

On peut concevoir que les idées de mouvement peuvent être formées et les mouvements volontaires effectués par un cerveau consistant seulement en centres visuels et moteurs. Dans ces circonstances, la vision serait principalement occupée à diriger les mouvements et l'étendue de l'action musculaire et de l'adaptation musculaire seraient infiniment moindres que si elles étaient guidées aussi par les sensations nées des mouvements eux-mêmes. Par le sens musculaire nous pouvons concevoir et exécuter des mouvements que nous n'avons jamais vus, mais nous sommes incapables de concevoir et d'exécuter des mouvement que nous n'avons ni vus ni sentis. Mais quoique dans les conditions ordinaires les sensations de mouvements sont l'accompagnement invariable de l'action musculaire et sont répétées aussi souvent que l'action elle-même, cette association constante n'implique pas que l'un est dépendant de l'autre ou que les idées musculo-sensorielles de mouvement soient les excitants nécessaires ou immédiats du mouvement.

Bastian soutient qu'en plus des impressions conscientes qui accompagnent l'action musculaire qu'il localise principalement au moins dans le lobe falciforme, il y a un ensemble d'impressions non senties qui guident l'activité motrice du cerveau en le mettant en relation automatiquement avec les différents degrés de contraction de tous les muscles qui peuvent être en état d'action. — Il donne à ces impressions non senties le nom de « Kinesthésies » et il considère que les centres moteurs sont le siège de ces kinesthésies ou sens du mouvement. Les centres moteurs sont donc, suivant lui, en réalité des centres sensitifs qui excitent les vrais centres de la moelle par l'intermédiaire des cordons pyramidaux qui les unit

Je ne puis, avec Bastian, comprendre dans le sens musculaire qui est si essentiellement un acte de discernement conscient, les impressions inconscientes par l'intermédiaire desquelles la coordination harmonieuse des différents segments de la moelle et des centres inférieurs est assurée sans le concours des hémisphères cérébraux ; et je ne pense pas non plus que les impressions, qui ne se répercutent pas dans la conscience, puissent renaître idéalement et entrer dans la composition des idées et des conceptions de mouvement. Mais si, comme le prétend Bastian, le réveil idéal des impressions kinesthésiques était l'excitant immédiat des vrais centres moteurs dans la moelle, il en résulterait que les soi-disant centres moteurs seraient des centres indépendants d'activité sans rapport avec les excitations des centres sensoriels de l'écorces. Des expériences montrent cependant que les centres moteurs ne sont pas des centres d'action indépendants, car Marique[1], dont les expériences ont été confirmées par Exner et Paneth[2], a trouvé que lorsque les centres ont été complètement isolés par la section des fibres qui les réunissent aux centres sensitifs de l'écorce, la paralysie présente les mêmes caractères que celle qui se produit quand ils sont extirpés. Marique prouve que les mêmes contractions sont obtenues par l'excitation électrique des centres respectifs après comme avant la séparation, montrant ainsi qu'ils conservent leur excitabilité et leurs rapports avec les cordons pyramidaux. Ces expériences indiquent donc que les centres moteurs de l'écorce ne sont pas des centres d'action indépendants, mais q'uils agissent seulement en réponse aux excitants que leur envoient les centres sensitifs au moyen des fibres qui les unissent.

Si les vrais centres moteurs étaient seulement dans la moelle, on s'attendrait à voir les centres de la moelle développés en correspondance avec les capacités motrices de l'animal. Dans pareil cas, les centres moteurs de la moelle de l'homme chez lequel les capacités motrices sont plus variées et plus parfaites, seraient développés beaucoup plus que ceux des autres animaux, c'est précisément le contraire qui a lieu. Car relativement au cerveau, et relativement à la taille de l'animal, les centres spinaux moteurs de l'homme sont moins développés que ceux des animaux inférieurs, et le sont moins d'une façon absolue que ceux de beaucoup d'animaux dont les capacités motrices sont d'ordre inférieur. Le développement des centres moteurs de la moelle correspond à celui des combinaisons musculaires synergiques purement réflexes des différents segments du corps, tandis que le développement des

[1] *Centres psycho-moteurs du cerveau*, 1885.

[2] *Versuche über die Folgen der Durchschneidung von Associationfasern am Hundehirn. Archiv. f. d. ges.* Phys. Bd. XVII, 1883.

centres moteurs corticaux correspond à la multiplicité et la complexité des facultés motrices volontaires.

De ces différentes considérations, je conclus que les centres moteurs de l'écorce ne sont pas les centres de la sensibilité tactile ou générale ni du sens musculaire, soit qu'on le regarde comme venant d'impressions centripètes conscientes ou inconscientes, ou comme un sens de l'innervation, mais qu'ils sont moteurs dans le même sens précisément que les autres centres moteurs et que, quoique unis fonctionnellement et organiquement, ils sont anatomiquement différenciés des centres de sensation générale et spéciale.

CENTRES FRONTAUX.

La région du cerveau qui est située en avant de la zone de Rolando et limitée par le sillon précentral, est une région dont les fonctions sont encore douteuses. Anatomiquement, elle est reliée aux cordons moteurs de la capsule interne. Ces cordons, suivant les recherches de Flechsig, sont situés dans la portion interne du pied du pédoncule et unissent le lobe frontal avec l'hémisphère cérébelleux opposé indirectement par l'intermédiaire de la substance grise de la protubérance. — Les lesions destructives des centres frontaux, des régions postfrontales et préfrontales, comme je l'ai démontré expérimentalement, produisent une dégénérescence descendante de ces cordons [1], qu'on ne peut suivre au delà de la partie supérieure du pont de Varolle. La direction de la dégénérescence peut être prise comme une preuve de la signification motrice de ces régions. De semblables dégénérescences ont été décrites par Brissaud[2] comme résultat de lésions du lobe frontal chez l'homme. Il n'a pas pu suivre la dégénérescence dans les pyramides, et conclut que les cordons internes du pied du pédoncule réunissent les régions frontales avec les noyaux moteurs de la moelle. Les dégénérescences dans ces parties du pédoncule, d'après ses observations ont été toujours associées avec une altération psychique, à part la paralysie de la face et des membres. Les effets de l'excitation électrique combinés avec ceux de la destruction, plus particulièrement de la région postfrontale, indiquent que cette partie est en rapport avec les mouvements latéraux de la tête et des yeux. L'irritation produit, comme nous l'avons vu, l'ouverture des yeux, la dilatation des pupilles et la déviation conjuguée de la tête et des yeux du côté opposé. Au moment de la destruction de cette région dans un des hémisphères, il y a toujours une déviation temporaire de la tête et des yeux du côté de la lésion. Cependant ce n'est que passager, même quand la lésion a été presque, sinon tout à fait complète. Dans deux expériences que j'ai décrites[1] après la destruction bilatérale de la zone postfrontale, les animaux ne purent tourner ni d'un côté ni de l'autre la tête et les yeux pendant un jour après l'opération. D'abord, ils ne pouvaient pas regarder autour d'eux quand on faisait du bruit à proximité de leurs oreilles, ou s'ils le faisaient, ils remuaient le tronc et la tête en masse. L'ablation des régions préfrontales seules, ne produit aucun symptôme physiologique découvrable soit sensitif soit moteur. Mais j'ai trouvé dans plusieurs cas, qu'après que les symptômes qui suivent l'ablation de la zone postfrontale ont entièrement disparus, la destruction ultérieure de la zone préfrontale produit une paralysie de la tête et des yeux, exactement de la même nature qu'auparavant. J'ai confirmé ces observations dans une expérience récente, après la cautérisation la plus entière apparemment de toute la zone frontale excitable, de la face médiane et convexe; l'animal, qui présente d'abord une grande torsion de la tête et des yeux du côté de la lésion, avec incapacité de les tourner du côté opposé, guérit en trois jours, au point que ces altérations n'étaient plus perceptibles.

Un mois après, l'extirpation de la région préfrontale en avant de la précédente lésion, produisit le même état qu'auparavant, c'est-à-dire la déviation de la tête et des yeux du côté de la lésion, avec incapacité de les tourner du côté opposé. La déviation conjugée des yeux persiste pendant quelque temps après le retour des mouvements de la tête, mais au bout de trois jours, il fut impossible de découvrir à nouveau ces altérations. Ces faits indiquent que les régions préfrontales ont les mêmes relations fonctionnelles que les postfrontales. La durée transitoire des symptômes pourrait être expliquée par ce fait, que les centres postfrontaux, n'étaient pas entièrement détruits. Il est difficile d'enlever toute la zone frontale, sans blesser la tête du corps strié.

Dans un cas où j'ai enlevé le lobe frontal des deux côtés par une incision transverse immédiatement extérieure au sillon précentral, l'animal vécut seulement vingt-quatre heures. Il n'y avait aucune paralysie des muscles de la face ni des membres, quoique les membres droits déployaient un peu moins d'énergie que les gauches. Quoique l'animal pût étendre sa tête et son tronc, il ne pouvait les maintenir dans une position élevée, ni mouvoir sa tête et ses yeux latéralement. Les yeux étaient fermés excepté quand il était dérangé. La vue, l'ouïe, la sensibilité tactile étaient intactes. Excepté l'incapacité de mouvoir la tête et les yeux, il n'y avait aucun autre trouble, ni sensitif ni moteur. Dans ce cas, les corps striés étaient aussi blessés plus à gauche qu'à droite.

J'ai récemment extirpé toute la région frontale de l'hémisphère

[1] Expériences 19 et 20. *Phil. Trans.*, Part. II, 1884.

gauche (voir *fig.* 35). Quand l'animal commença à bouger, peu d'heures après l'opération, on le vit tourner de droite à gauche, et la tête, quand il était au repos, avait une tendance vers le côté gauche. La paupière droite tombait considérablement et la pupille droite était distinctement plus petite que la gauche. Le jour suivant, la déviation des yeux persista et il ne pouvait les tourner vers la droite, mais la torsion latérale de la tête n'était pas si prononcée. L'inclinaison de la tête vers la gauche diminua

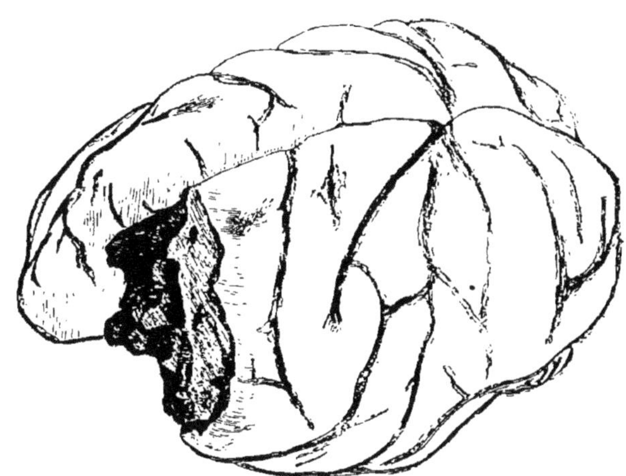

Fig. 35.

progressivement, mais l'incapacité de tourner les yeux vers la droite persista pendant toute la durée de la survie de l'animal. Il mourut subitement d'hémorragie cérébrale, le dixième jour de l'opération. Dans ce cas, la déviation conjugée des yeux, persista plus longtemps que je ne l'avais observé dans aucune de mes expériences antérieures, et cela, sans aucun doute, à cause d'une ablation plus complète, sinon totale, du lobe frontal.

Cette expérience montre que la destruction de la région frontale produit non seulement la déviation conjuguée de la tête et des yeux, mais aussi une paralysie temporaire des mouvements qui se produisent par l'excitation électrique aussi, c'est-à-dire l'élévation des paupières et la dilatation des pupilles. Ceci confirme une observation semblable que j'avais faite auparavant. C'est une raison pour croire que les mouvements latéraux de la tête et des yeux ne peuvent être paralysés d'une façon permanente, à moins que toutes les parties de la région frontale ne soient complètement détruites.

A l'exception de ces faits, je n'ai pu découvrir aucun autre symptôme physiologique après l'ablation du lobe frontal. Je n'ai observé aucune altération de la vision. Hitzig[1], cependant dit qu'on en observe après l'extirpation de la région préfrontale, chez les chiens. Je ne puis corroborer ce fait par mes expériences chez les singes. Ce qui paraît comme une altération de la vision du côté opposé, après l'extirpation unilatérale de la région frontale, est dû à la déviation conjuguée des yeux du côté opposé, de sorte que l'animal, étant incapable de tourner ses yeux du côté opposé, ne voit pas un objet, jusqu'au moment où il passe sur la ligne médiane ; mais le champ visuel est autrement normal. Munk trouve que la destruction de la région frontale chez les chiens produit une paralysie des muscles du tronc et il appelle la région frontale la sphère sensorielle du tronc, quoiqu'il dise très distinctement qu'il n'a pu découvrir aucune preuve d'anesthésie. Mes propres expériences comme celles de Horsley et Schæfer, Hitzig, Kriworotow et Goltz, sont opposées aux conclusions de Munk à ce point de vue : et Horsley et Schæfer ont montré que les centres pour les muscles du tronc sont dans la circonvolution marginale. Il est probable cependant que l'altération des mouvements du tronc que Munk a pu observer, est due à une altération directe ou indirecte des centres. — En plus de la paralysie de ces mouvements de la tête et des yeux par la destruction des lobes frontaux, j'ai aussi observé, et mes observations sont confirmées par Hitzig et Goltz, une remarquable altération psychique que j'ai essayé d'attribuer à l'incapacité de regarder ou diriger le regard vers les objets qui ne tombent pas spontanément dans le champ de la vision. C'est une forme de trouble mental qui me paraît dépendre de la perte de la faculté d'attention, et j'émets l'hypothèse que la puissance d'attention est intimement reliée aux mouvements volontaires de la tête et des yeux. — Sur ce point, qui a été discuté ailleurs, je ne veux aujourd'hui m'étendre plus longtemps. Les cas publiés de traumatismes ou de maladies des lobes frontaux chez l'homme sont d'accord avec le caractère négatif des lésions expérimentales, unilatérale ou bilatérale pour ce qui est des facultés motrices ou sensitives en général ; et dans plusieurs cas, on a observé un certain trouble intellectuel et une instabilité de caractère assez semblables à ceux rencontrés chez les chiens et les singes. — Des 57 cas de lésions de la région frontale réunis de différentes sources, dans deux il y avait une déviation conjuguée de la tête et des yeux ; douze chez lesquels l'intelligence était spécialement atteinte, et dans tous, une absence totale de paralysie des membres.

Quoique j'aie pris tant de votre temps, je n'ai pu seulement traiter — et cela à beaucoup de points de vue, d'une façon incomplète — des fonctions des centres corticaux pour le mouvement et la sensi-

[1] *Archiv für Psychiatrie*, 1887, vol. XV, p. 270

bilité. Il y a une autre question que je n'ai pas considérée, ce sont les relations des hémisphères cérébraux et des fonctions de la vie organique. C'est un sujet qui est toujours enveloppé d'une telle obscurité et sur duquel il y a si peu de faits jusqu'à présent qui ne soient susceptibles de différentes interprétations, que je crois sage d'attendre une lumière plus grande avant de hasarder aucune hypothèse de ma part. Et je pense qu'il est d'autant plus nécessaire d'agir ainsi qu'une des parties les plus importantes de ce sujet, c'est-à-dire les rapports des hémisphères avec les fonctions thermiques du corps, a été exposée récemment avec talent par mon prédécesseur le Dr Mac Alister.

Je n'ai touché que d'une façon incidente au côté psychique des localisations cérébrales. Ce point réclamerait à lui seul un volume et principalement de spéculation. Pour les questions que j'ai traitées plus complètement et sur lesquelles existent encore des opinions si différentes qui persisteront encore quelque temps, je suis satisfait si les faits et les considérations que j'ai portés devant vous peuvent contribuer à leur solution; s'ils excitent le travail des autres dans le but d'arriver à des conclusions également acceptables par les physiologistes et les médecins. Car la vraie conception des fonctions et des relations des hémisphères cérébraux et de leurs centres n'est pas seulement du plus haut intérêt philosophique et scientifique, mais d'un intérêt pratique important pour le diagnostic et le traitement des maladies cérébrales.

TABLE DES MATIÈRES

LEÇON PREMIÈRE

LEÇON II

LEÇON III

LEÇON IV

LEÇON V

LEÇON VI

Évreux, Ch. Hérissey, imp — 691.

www.ingramcontent.com/pod-product-compliance
Ingram Content Group UK Ltd.
Pitfield, Milton Keynes, MK11 3LW, UK
UKHW020149200726
13856UKWH00003B/916